넷째, 안전하고 편안한 생활을 위한 **안전 관련 콘텐츠**로 구성하였습니다.

일상생활에서 발생할 수 있는 안전관련 소재를 활용한 인지훈련을 통해 어르신들이 안전한 삶을 영위하실 수 있도록 하였습니다.

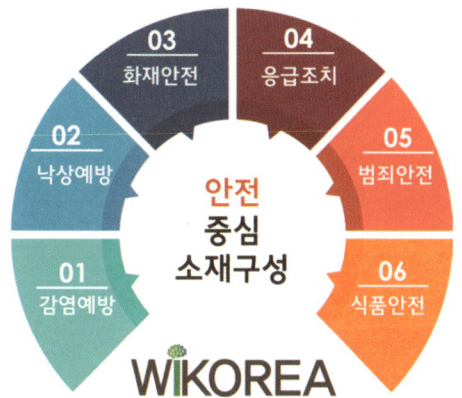

다섯째, **과학적 성과분석**이 가능합니다.

교재에 수록된 매월 평가기준 및 평가표를 통해 월별 성과를 과학적으로 분석할 수 있습니다.

2019년 부터 다수의 치매안심센터, 주간보호센터와 연계하여 통계적 검증을 실시하였으며, 대부분 인지영역에서 효과성을 입증하였고, 우울증 감소와 주관적 기억력 장애도 개선됨을 알 수 있습니다.

> 기능제약의 정도(WHODAS 2.0)는 증가하였으나 기억장애(SMCQ), 우울감(GDS)은 감소하였고, 치매 중증화(MMSE-K)가 지연되었으며, 전반적 인지능력이 향상 되었음(대응표본 t-검정)

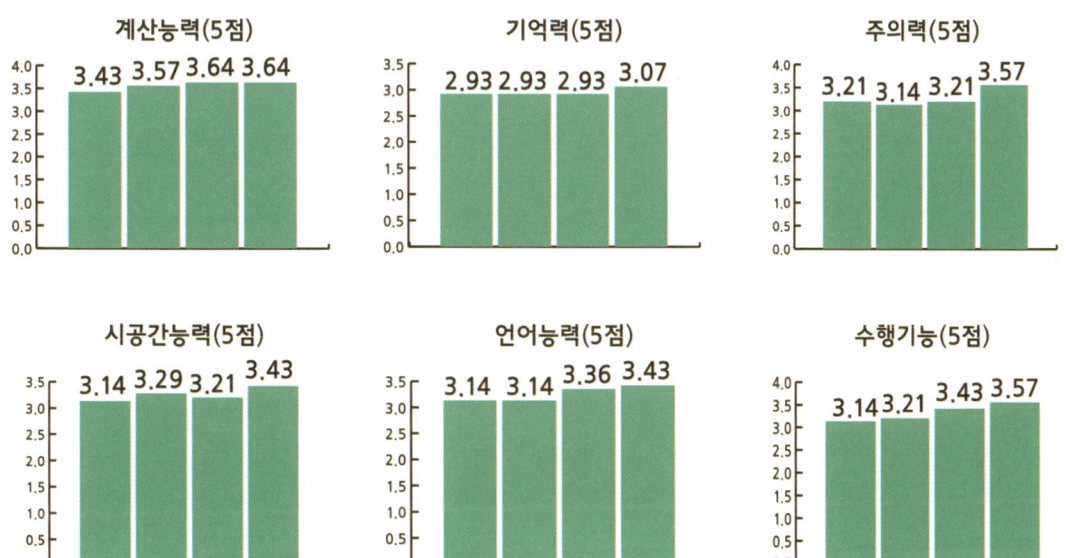

여섯째, 위코리아 **인지프로그램의 전문성**

2018년 부터 치매전문 프로그램을 개발하여 약 100여종의 저작권을 보유하고 있습니다.

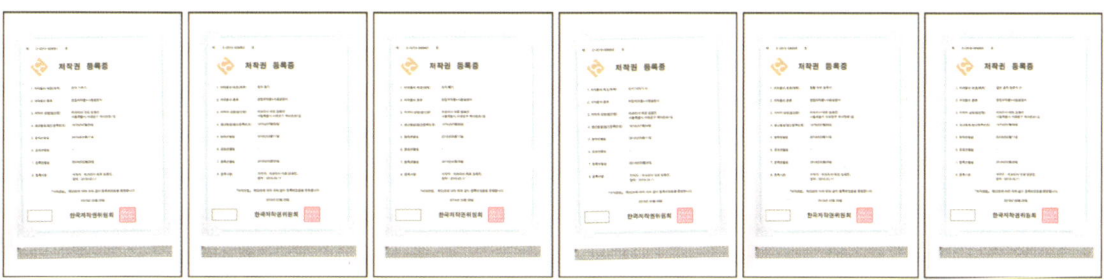

본 교재를 통해 치매 예방에 도움이 되기를 희망합니다.

위코리아 연구소

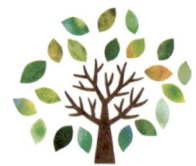

목차

머리말 — 2

1일
기초연금 신청	기억력	7
선 그림 만들기	시공간능력	8
입출금 하기	계산능력	9
생활 안전	언어능력	10
마트 광고 전단지	주의력	11
지하철 이용	수행기능	12

2일
노인일자리사업	기억력	14
길찾기	시공간능력	15
월소득환산액	계산능력	16
다른 종류 찾기	언어능력	17
같은 건물 찾기	주의력	18
자음 찾기	수행기능	19

3일
약 유통기한 확인	기억력	21
그림 퍼즐	시공간능력	22
쌈채소 구매	계산능력	23
단어 퍼즐	언어능력	24
틀린 그림 찾기	주의력	25
사회적 거리두기	수행기능	26

4일
꽃 종류	기억력	28
막대 회전하기	시공간능력	29
박물관 관람	계산능력	30
신체 부위 이름	언어능력	31
길 만들기	주의력	32
단어 찾기	수행기능	33

5일
약 복용 방법	기억력	35
박스 갯수 맞추기	시공간능력	36
분식집에서 주문	계산능력	37
기념일	언어능력	38
숫자 규칙 칠하기	주의력	39
비슷한 말 찾기	수행기능	40

주간 활동 점검 — 41

6일
비상전화번호	기억력	43
같은 넓이 찾기	시공간능력	44
디지털 숫자 만들기	계산능력	45
지역 상징물	언어능력	46
다른 조합 찾기	주의력	47
반대말 찾기	수행기능	48

7일
해로운 식품첨가물	기억력	50
키보드 연습	시공간능력	51
버스 정류소	계산능력	52
짝단어	언어능력	53
숨은 그림 찾기	주의력	54
여행 일정	수행기능	55

8일
응급안전알림	기억력	57
막대 분리	시공간능력	58
열량 소모량	계산능력	59
상황 대처	언어능력	60
갯수가 다른 것 찾기	주의력	61
도형 채우기	수행기능	62

9일
낙상 예방	기억력	64
거울에 반사하기	시공간능력	65
열차운행시간표	계산능력	66
암호 만들기	언어능력	67
같은 방향 표시 찾기	주의력	68
톱니 바퀴	수행기능	69

10일
치매 예방	기억력	71
막대 숫자 암호	시공간능력	72
가장 큰수와 작은수	계산능력	73
끝말 잇기	언어능력	74
같은 모양 벌집 찾기	주의력	74
규칙 발견하기	수행기능	75

주간 활동 점검 — 77

11일
고유식별정보	기억력	79
막대 글자 암호	시공간능력	80
반찬 가게	계산능력	81
생활 용품	언어능력	82
같은 색 글자 찾기	주의력	83
도형 숫자	수행기능	84

12일
민감정보	기억력	86
글자 반사하기	시공간능력	87
구슬 숫자 파악하기	계산능력	88
감각 표현	언어능력	89
숫자 연결하기	주의력	90
약속 시간 지키기	수행기능	91

13일	식품별 유통기한	기억력	93
	버스 노선도	시공간능력	94
	육류 구매	계산능력	95
	의미의 다양성	언어능력	96
	다른 색 찾기	주의력	97
	물통 채우기	수행기능	98

14일	식품별 소비기한	기억력	100
	물에 비친 막대	시공간능력	101
	영화관 관람	계산능력	102
	가스 안전 점검	언어능력	103
	치킨 전단지	주의력	104
	시계 바늘	수행기능	105

15일	디지털 도어락 열기	기억력	107
	옆면 모양 맞추기	시공간능력	108
	관리비 납입영수증	계산능력	109
	연관 단어	언어능력	110
	같은 모양 박스 찾기	주의력	111
	숫자 규칙 찾기	수행기능	112

주간 활동 점검			113

16일	근로장려금	기억력	115
	같은 모양 찾기	시공간능력	116
	세제 가격 비교	계산능력	117
	심뇌혈관질활 예방	언어능력	118
	같은 곡식 찾기	주의력	119
	단어 규칙 찾기	수행기능	120

17일	심폐소생술	기억력	122
	거울에 비친 숫자	시공간능력	123
	병원 진단서	계산능력	124
	겨울철 건강관리	언어능력	125
	같은 계산기 찾기	주의력	126
	성냥 개비 계산	수행기능	127

18일	응급상황	기억력	129
	동그라미 그리기	시공간능력	130
	증명서 수수료	계산능력	131
	겨울철 독감예방	언어능력	132
	병원 개업 전단지	주의력	133
	숫자 채우기	수행기능	134

19일	소화기 사용법	기억력	136
	화살표 그리기	시공간능력	137
	고속버스운행시간표	계산능력	138
	가정 내 화재안전	언어능력	139
	틀린 눈금 찾기	주의력	140
	유통기한 확인	수행기능	141

20일	지역사회 서비스	기억력	143
	약도 그리기	시공간능력	144
	제주도 여행 경비	계산능력	145
	심폐소생술	언어능력	146
	영양 정보 표시	주의력	147
	열량 소모량	수행기능	148

주간 활동 점검			149
정답 및 평가기준			150
평가표			208

☐☐☐☐년 ☐☐월 ☐☐일 ☐요일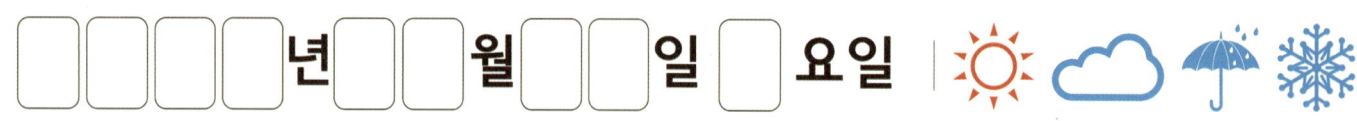

1일차

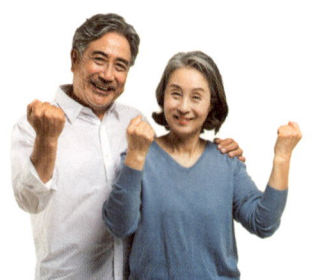

나의 다짐	오늘의 목표, 하고 싶은 일, 계획 등을 적어 주세요.

선생님께 부탁드리는 내용(보호자 작성)

기초연금 신청

기억력 Lv 6

아래는 기초연금 신청 시 제출서류입니다. 아래 빈 칸에 필요한 서류를 적어 주세요.

신청 시 제출서류

1. 사회복지서비스 및 급여제공 신청서
2. 소득·재산 신고서
3. 금융정보 등 제공 동의서(본인 및 배우자)
4. 신청자 신분증
5. 본인계좌 통장사본

*20초간 내용을 본 후 위의 내용을 가리고 5초 후 진행해 주세요.

신청 시 제출서류

1. 사회복지서비스 및 급여제공 신청서
2.
3. 금융정보 등 제공 동의서(본인 및 배우자)
4. 신청자 신분증
5. 본인계좌 통장사본

선 그림 만들기

시공간능력 Lv 6

왼쪽 선 그림과 동일하게 선을 연결해 완성해 주세요.

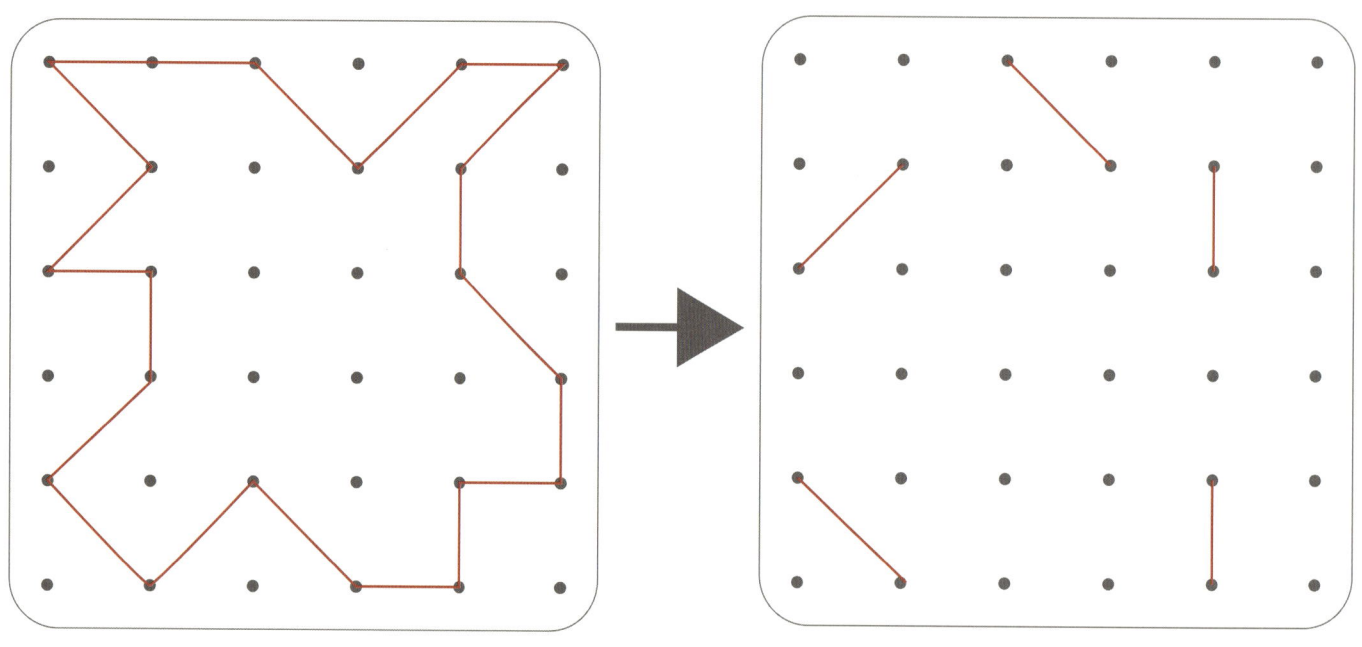

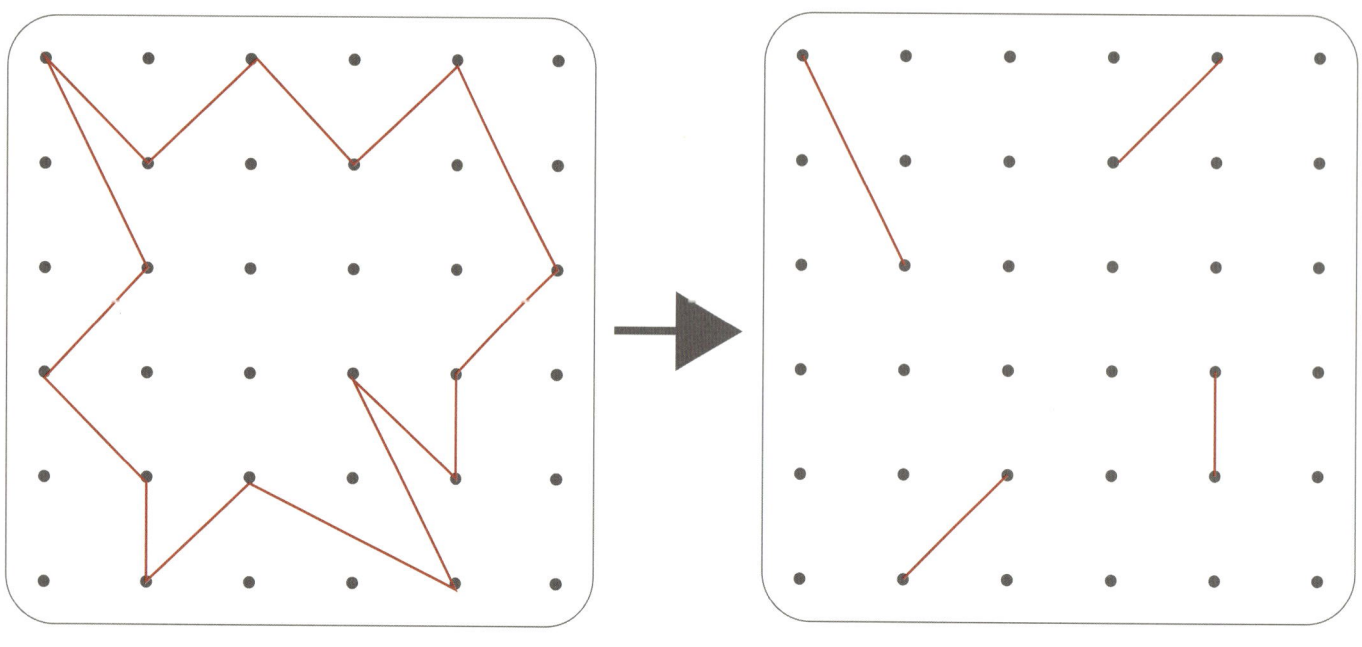

입출금 하기

계산능력 Lv 6

은행에서 출금을 하려고 합니다. 아래 필요 자금을 계산하고 출금 전표에 작성해 주세요.

필요자금	1. 생활비 : 60만원 2. 손주 용돈 : 5만원 3. 전기 이용료 : 35,000원 4. 수도세 : 28,000원 5. 가스 이용료 : 38,000원

찾으실 때

계좌번호	▨ — ▨ — ▨
금	▨ 원

위 계좌의 금액을 지급하여 주십시오.

예금주 (수익자) ▨ 인(서명)

수표 발행을 원하시는 경우	10만원권	매 ₩
	100만원권	매 ₩
현금	5만원권	매 ₩

입금하실 때

계좌번호	— —
금 액	₩
예금주 (받으실분)	
타행 입금시	은행 　　 지점
보내시는 분	성명
	전화번호

주거래 은행 : 인지은행
나의 계좌번호 : 123-45-78911

9

생활 안전

언어능력 Lv 6

아래 그림을 보고 상황에 맞는 안전표지판을 선택하고 표지판 이름을 적어 주세요.

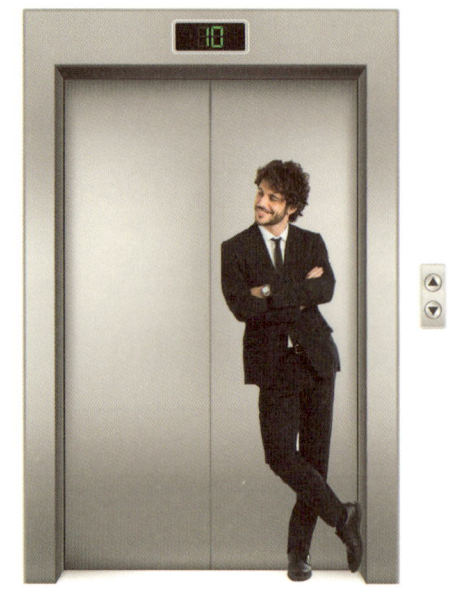

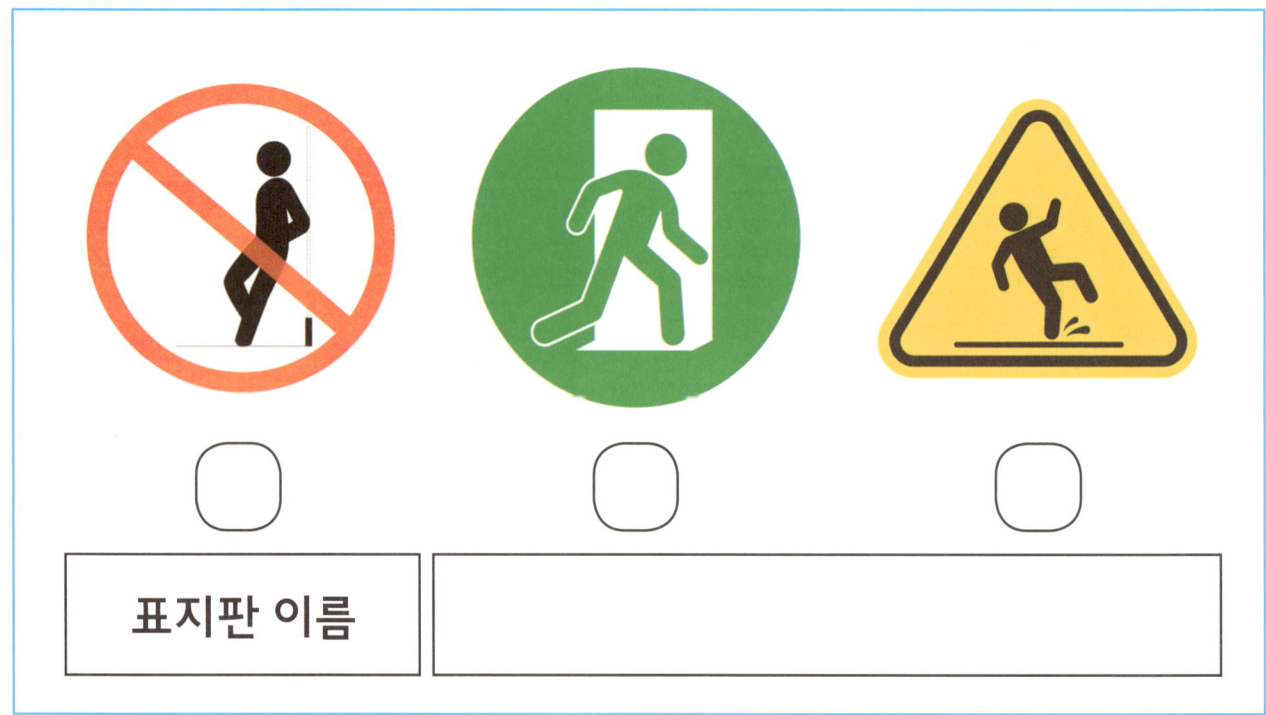

표지판 이름

마트 광고 전단지

주의력 Lv 6

위, 아래 전단내용 중 다른 것을 찾아 ○ 표시해 주세요.

15,900원 저장 수박 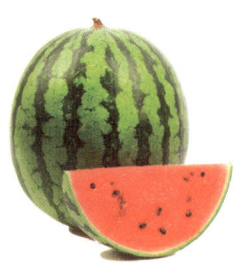	13,800원 볶음용 멸치 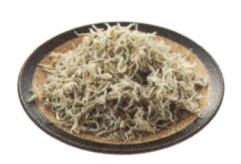	3,600원 → 2,880원 저장 수박 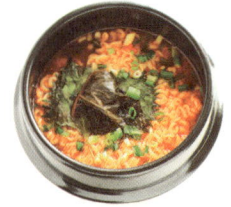
6,350원 초코칩 특별혜택 1+1 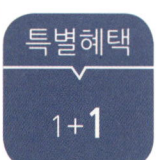 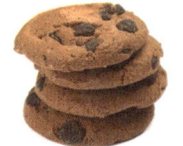	9,900원 치석케어치약 특별혜택 1+1 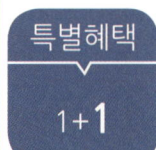 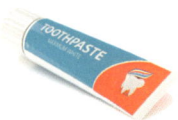	13,500원 좋은 샴푸 특별혜택 1+1 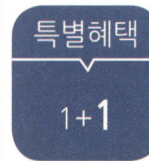 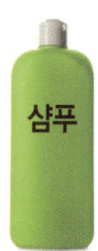

15,900원 저장 수박 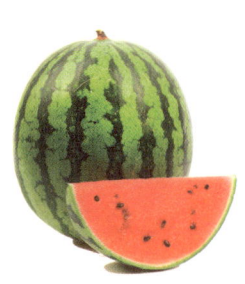	13,800원 볶음용 멸치 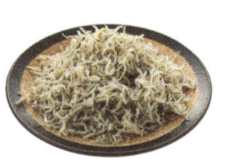	3,600원 → 2,880원 저장 수박 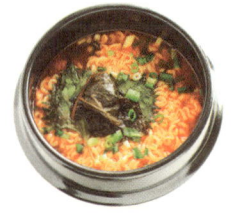
6,350원 초코칩 특별혜택 1+1 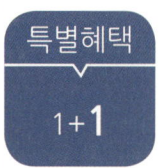 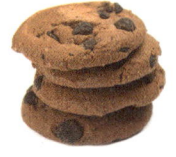	9,900원 치석관리치약 특별혜택 1+1 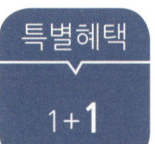 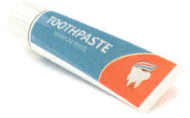	13,500원 좋은 샴푸 특별혜택 1+1 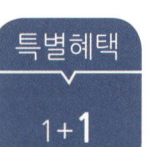 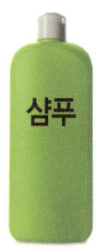

지하철 이용

수행기능 Lv 6

합정에서 2호선을 타고 동대문을 가려고 합니다.
아래 빈 칸을 채워 주세요.

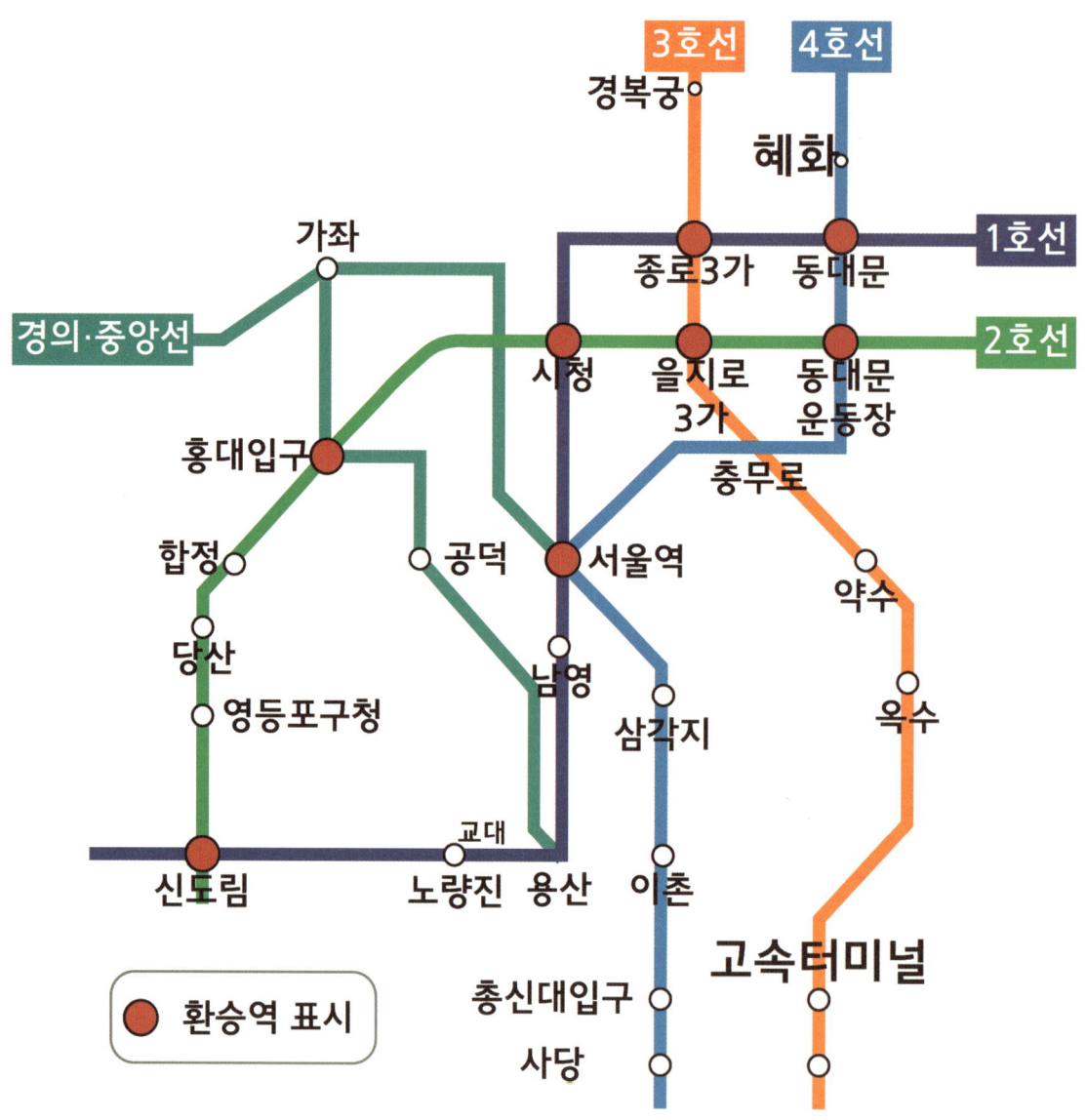

출발역	환승역	도착역

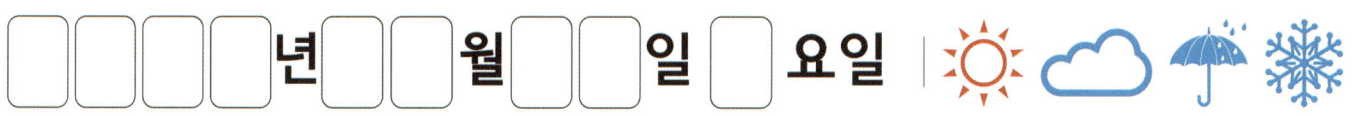

2일차

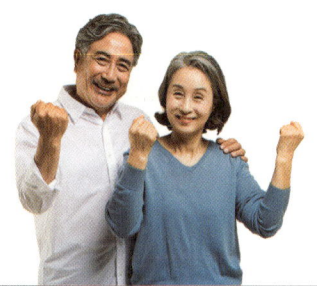

나의 다짐	오늘의 목표, 하고 싶은 일, 계획 등을 적어 주세요.

선생님께 부탁드리는 내용(보호자 작성)

노인일자리사업

기억력 Lv 6

다음은 노인일자리사업 개요입니다. 내용을 확인 후 아래 빈 칸을 채워 주세요.

신청자격

1. 공익활동형 : 만65세이상 기초연금 수급자 어르신
2. 시장형, 취업알선형 : 만60세 이상

활동시간

1. 기본 월 30시간(월10일)

제출서류

신청서, 개인정보 제공동의서, 주민등록등본, 통장사본 1부

*20초간 내용을 본 후 위의 내용을 가리고 5초 후 진행해 주세요.

구분	질문	답변
1	시장형, 취업알선형은 몇 세이상 지원 가능한가요?	

길 찾기

시공간능력 Lv 6

출발지에서 도착지까지 길을 찾아 선으로 연결해 주세요.

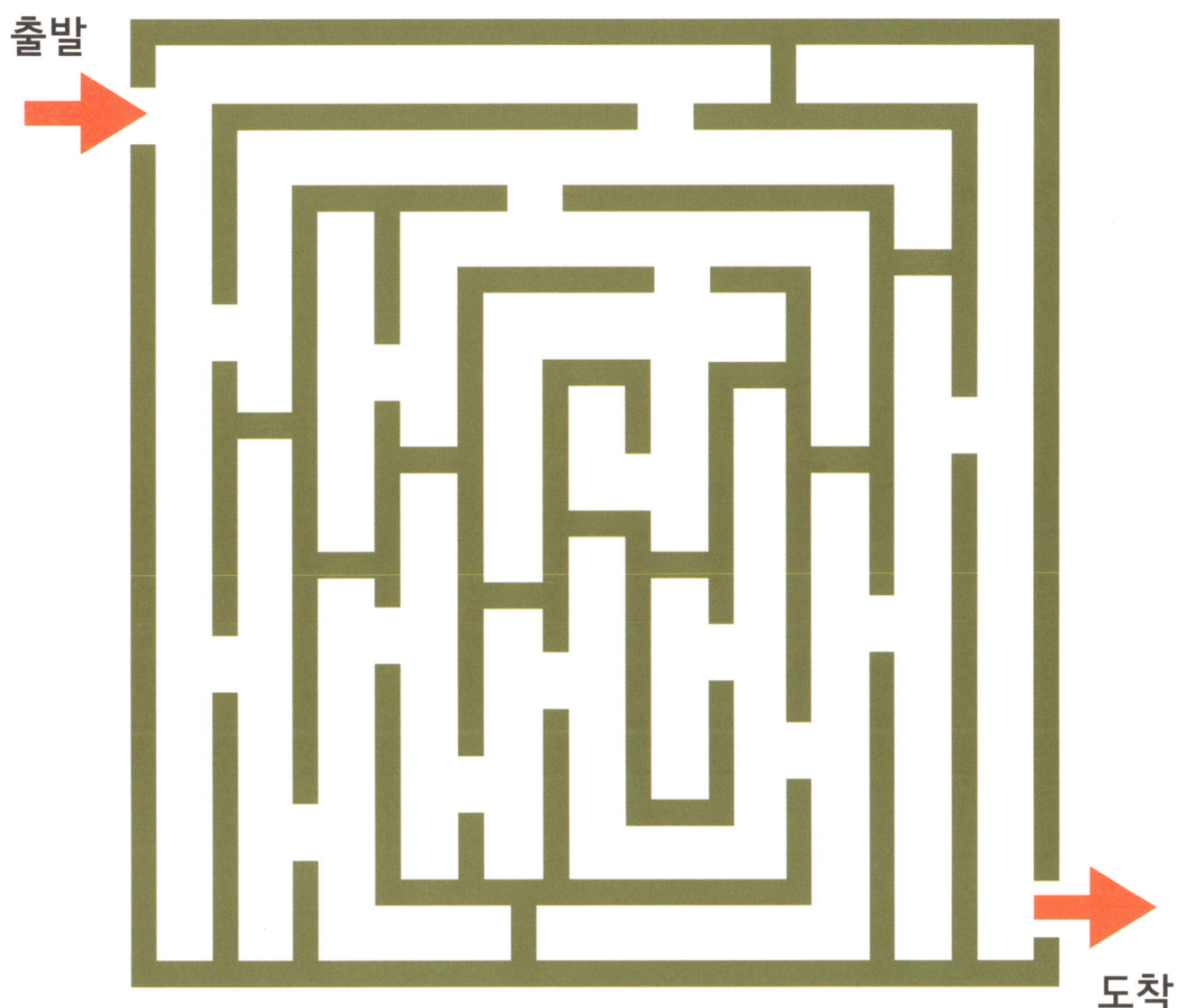

월소득환산액

계산능력 Lv 6

기초연금 대상 확인을 위해 재산의 월소득환산액을 구하고자 합니다. 아래 식을 보고 월소득환산액을 구해 주세요.

월소득환산액

재산의 월소득환산액
= {(일반재산-주거공제액)+(금융재산-2,000만원)-부채}÷12

주거공제액

1. 대도시 : 1억800만원
2. 중소도시 : 6,800만원
3. 농어촌 : 5,800만원

1. 일반재산 : 2억800만원, 금융재산 : 5,000만원, 부채 : 1,000만원이고 주민등록지가 대도시일 때 재산의 월소득환산액은 얼마인가요?

재산의 월소득환산액 = [　　　　] 만원

> **참고**
> 계산의 난이도 조정을 위해 재산의 월소득환산액 계산식을 일부 수정하였습니다.
> 실제 계산식은 아래와 같습니다.
> 재산의 월소득환산액{(일반재산-주거공제액)+(금융재산-2,000만원)-부채}×소득환산율(4%)÷12개월

다른 종류 찾기

언어능력 Lv 6

아래 그림 중 종류가 같은 것끼리 묶고 아래 빈 칸을 채워 주세요.

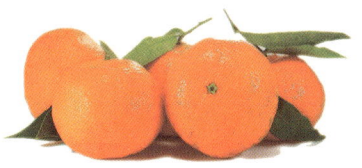 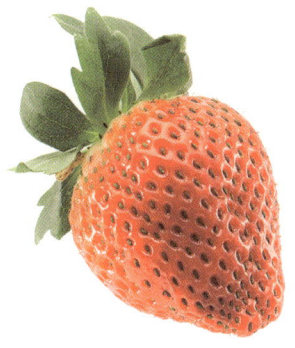 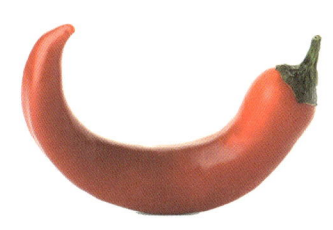

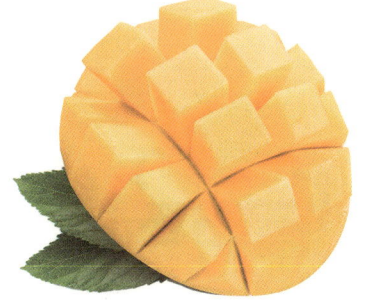 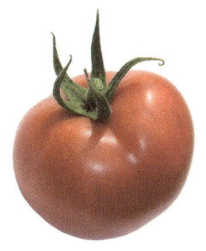 

구분	종류
어떤 종류 인가요?	야채
여기에 속한 사물의 이름은 무엇인가요?	

같은 건물 찾기

주의력 Lv 6

아래 그림과 같은 그림을 찾아 ○표시해 주세요.

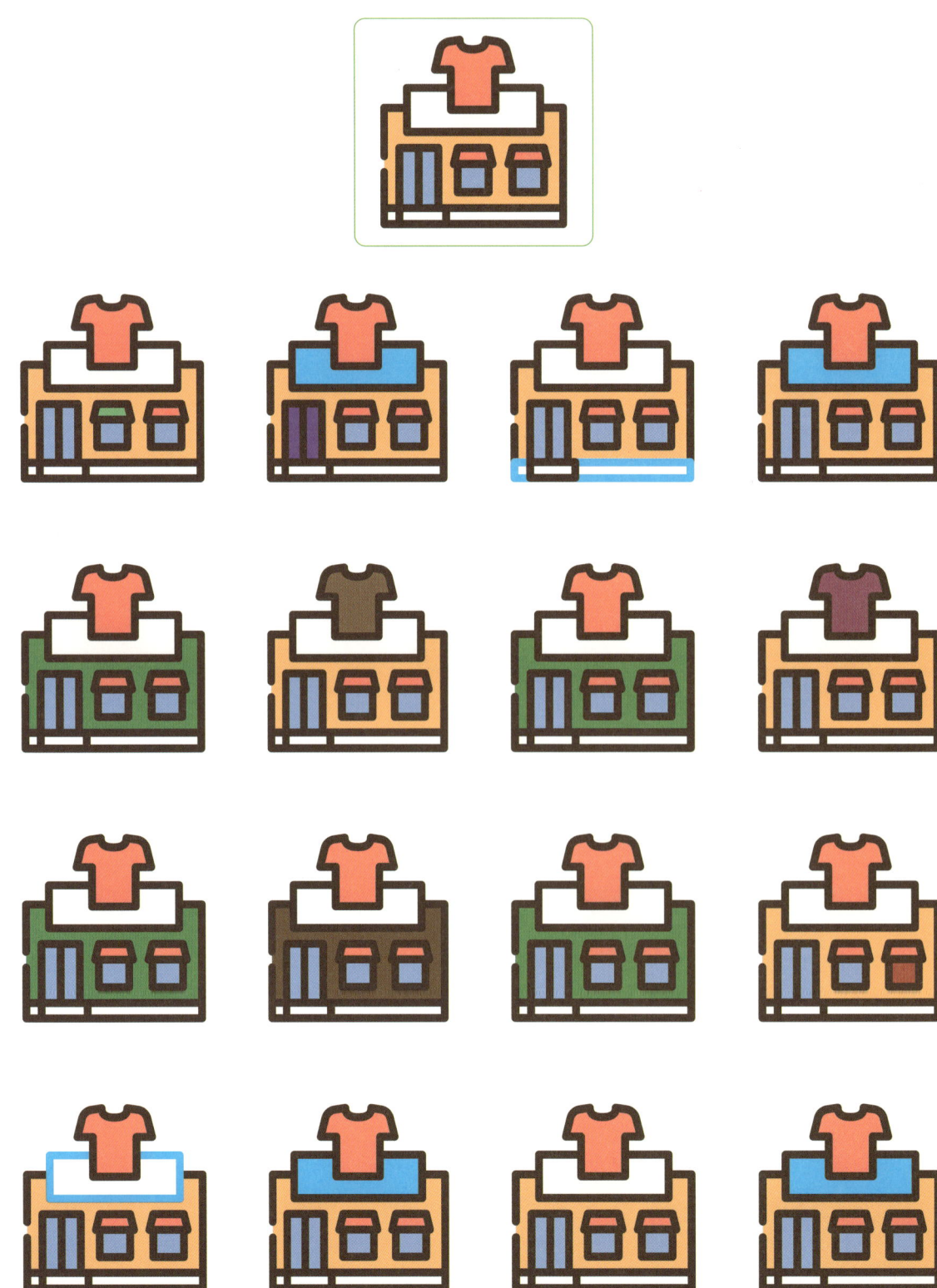

자음 찾기

수행기능
Lv 6

'ㄱ'에는 '○', 'ㄴ'에는 '△'로 표시하고,
'ㄱ'과 'ㄴ'의 갯수의 합을 써 주세요.

'ㄱ'의 갯수	'ㄴ'의 갯수	'ㄱ'과 'ㄴ'의 합

☐☐☐☐년 ☐☐월 ☐☐일 ☐요일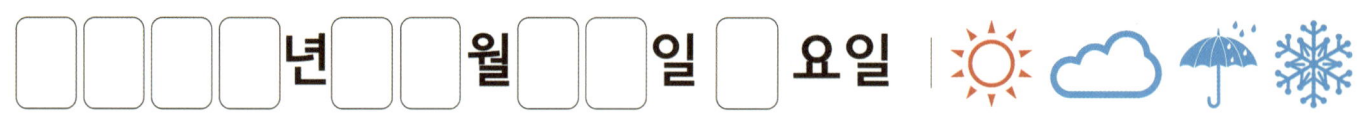

3일차

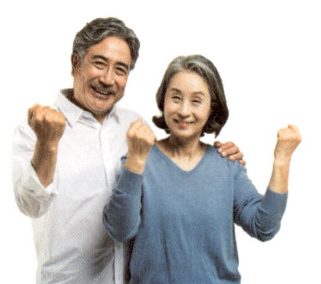

나의 다짐	오늘의 목표, 하고 싶은 일, 계획 등을 적어 주세요.

선생님께 부탁드리는 내용(보호자 작성)

약 유통기한 확인

기억력 Lv 6

약의 종류별 유통기한을 확인하고 아래 약의 유통기한을 적어 주세요.

구 분	약 종류	유통기한
1	조제 시럽약	2주
2	조제 가루약	1개월
3	안약	1개월
4	조제 알약	2개월
5	연고	6개월
6	통에 보관된 약	1년

*20초간 내용을 본 후 위의 내용을 가리고 5초 후 진행해 주세요.

구 분	종류	유통기한
1	조제 알약	

그림 퍼즐

시공간능력 Lv 6

아래 퍼즐을 보고 빈 칸에 들어갈 번호를 적어 주세요.

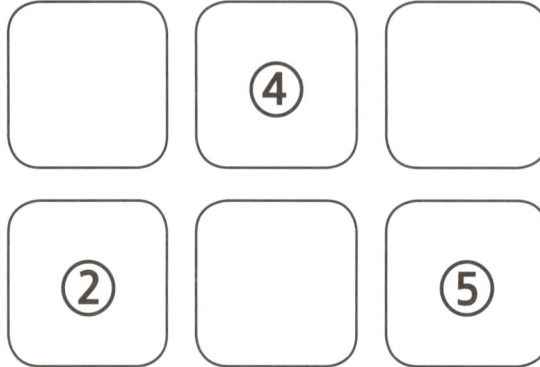

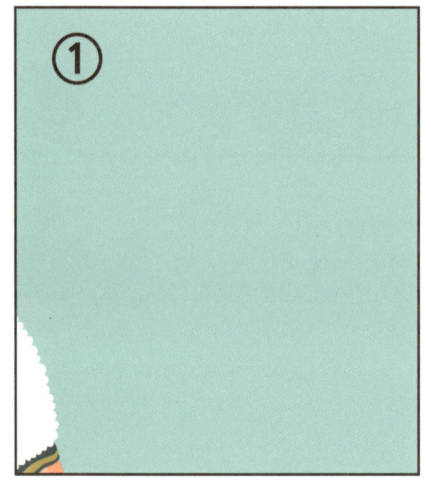
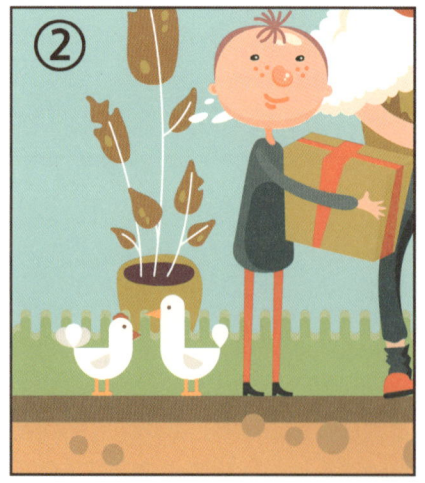
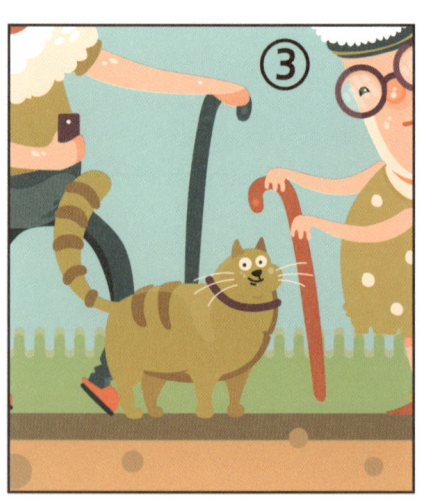
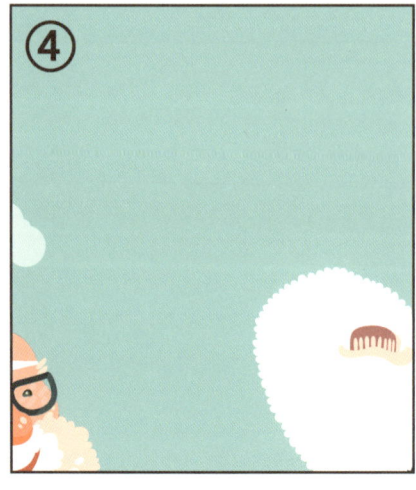
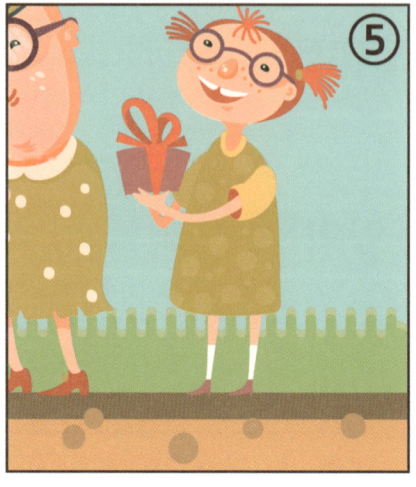

쌈채소 구매

계산능력 Lv 6

쌈채소를 구매하려고 합니다. 아래 단가표를 보고 빈 칸을 채워 주세요.

구 분	쌈채소 종류	100g당 가격
1	적상추	250원
2	깻잎	300원
3	적겨자	130원
4	케일	150원
5	샐러리	230원
6	쌈배추	180원

구 분	구매내역	결제가격
1	적상추 300g 적겨자 200g 쌈배추 250g	

단어 퍼즐

언어능력 Lv 6

온도 관련 단어를 찾아 묶어 주세요. (4개)

자	절	한	동
차	뜻	늘	춘
따	가	서	추
복	마	운	당

틀린 그림 찾기

주의력 Lv 6

위 그림과 다른 곳을 찾아 ○표시해 주세요. (7개)

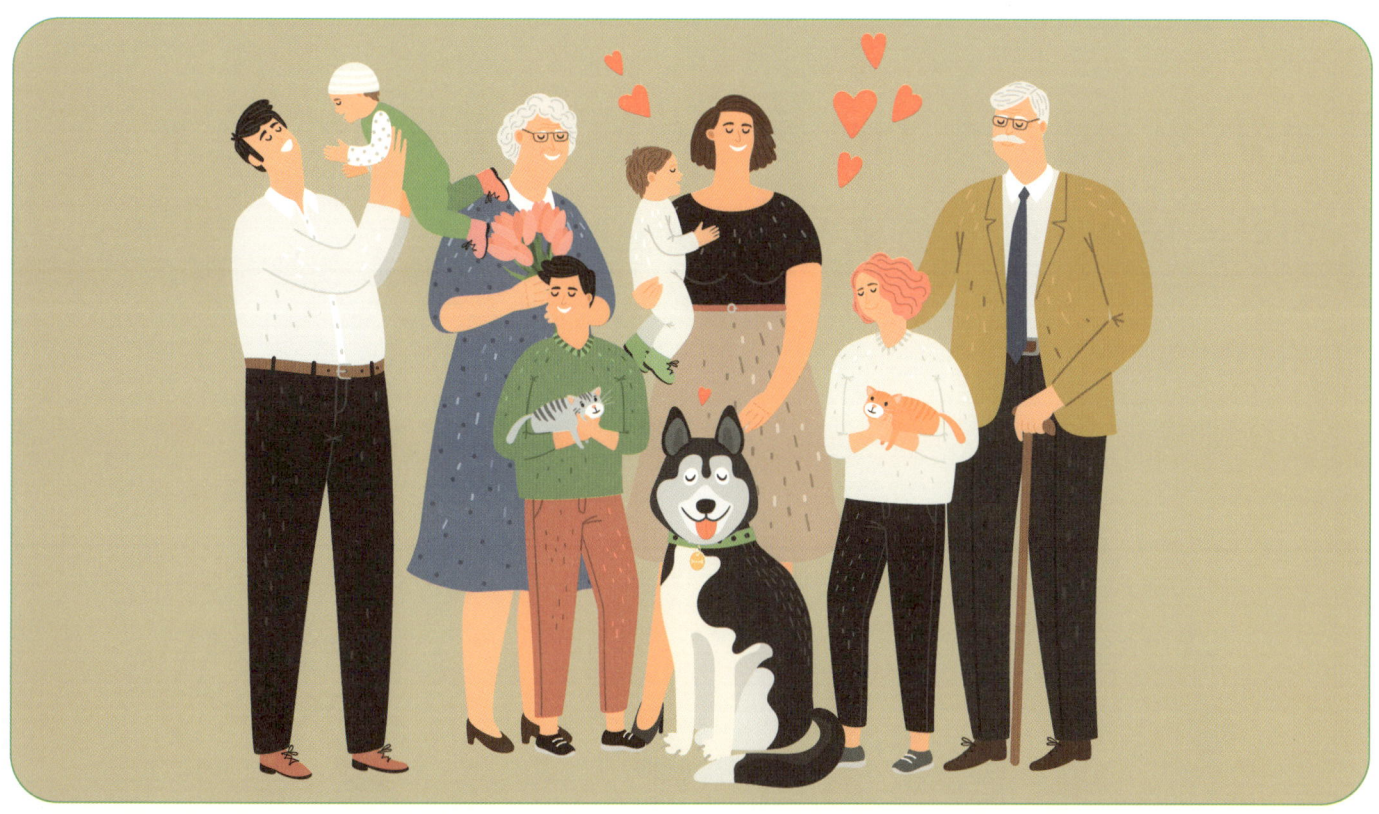

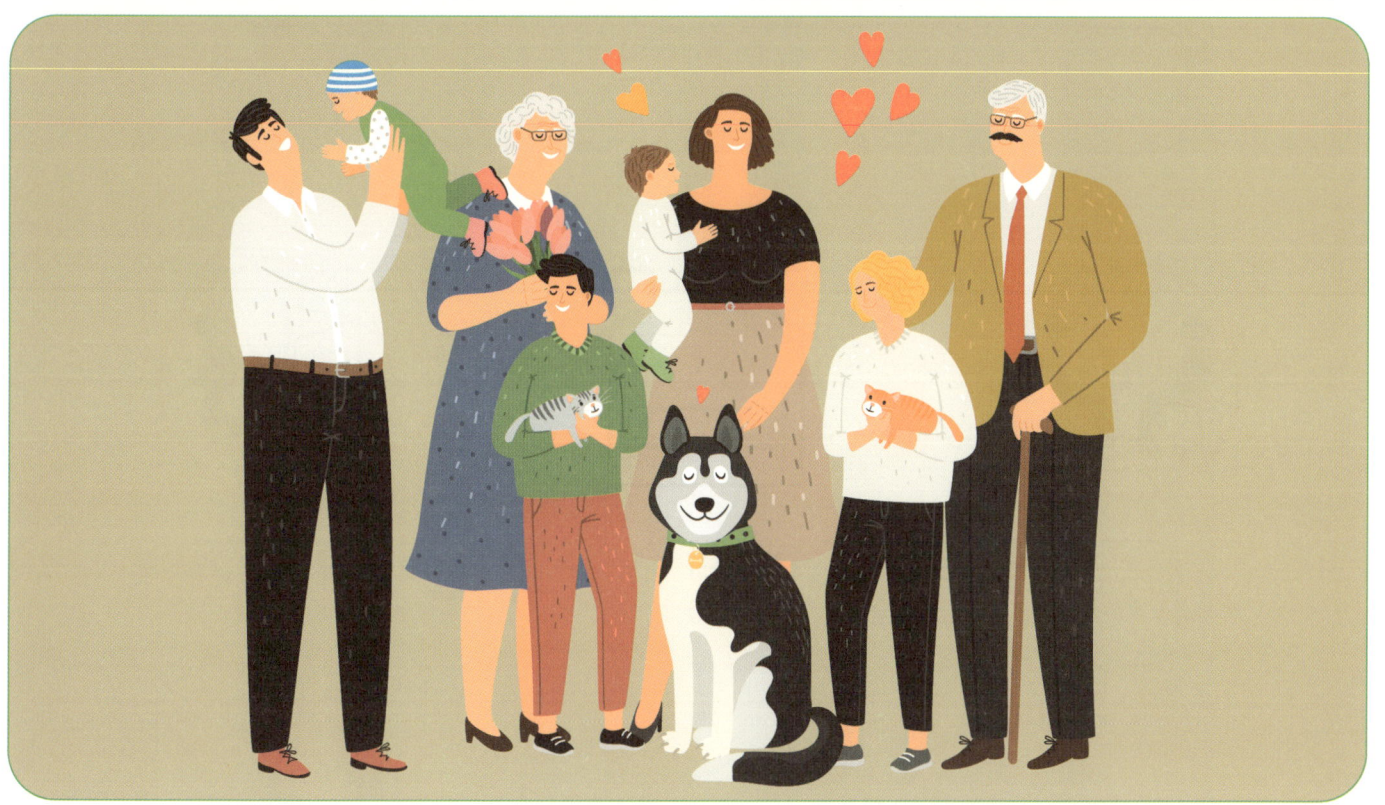

사회적 거리두기

수행기능 Lv 6

아래는 사회적 거리두기 국민 행동 지침입니다.
질문에 답해 주세요.

불필요한 외출, 모임, 외식, 행사, 여행 등을 **모두 연기 또는 취소** 하라는 내용을 찾아 ○ 표시해 주세요.

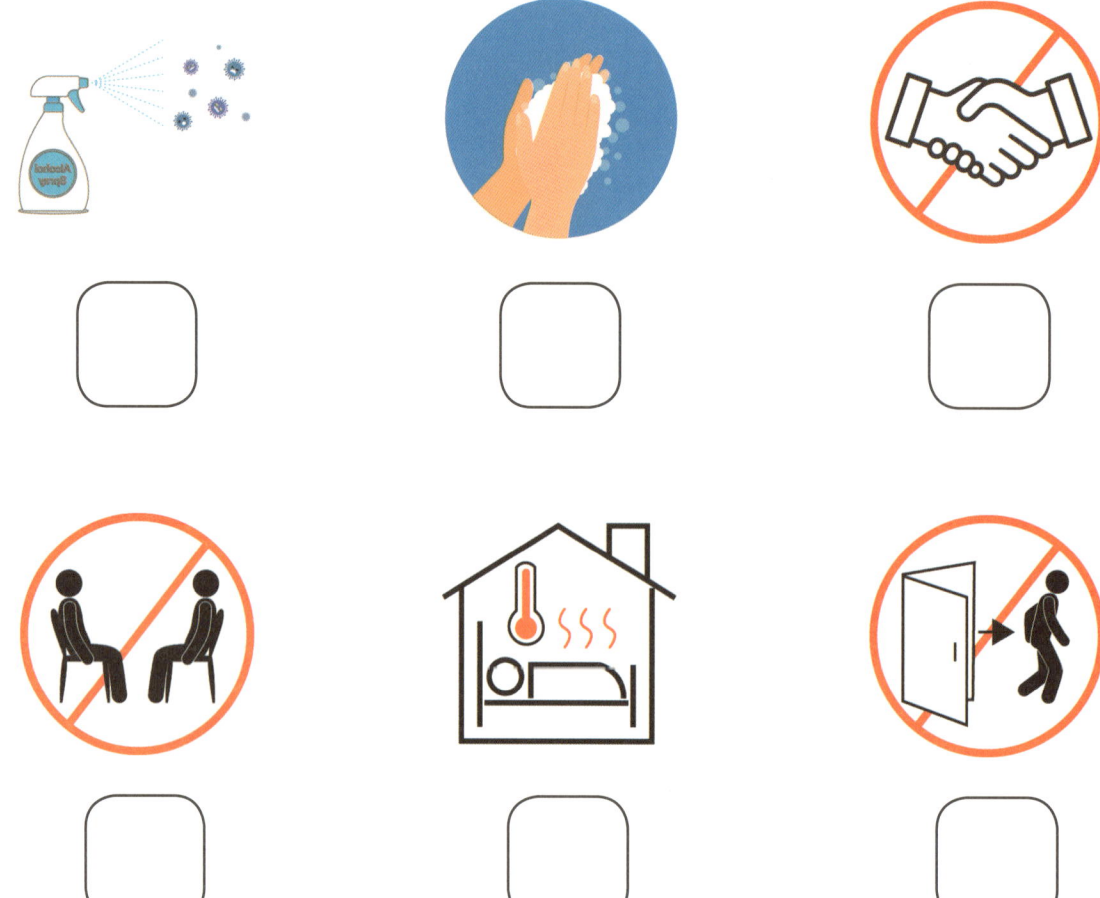

☐☐☐☐년 ☐☐월 ☐☐일 ☐요일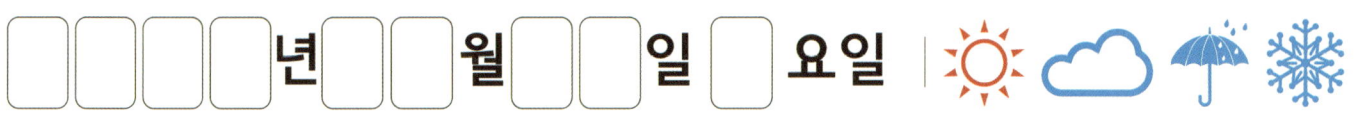

4일차

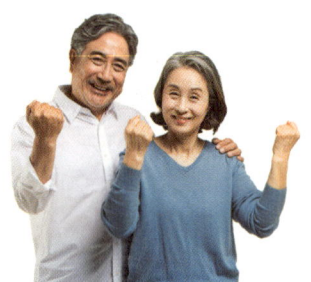

나의 다짐	오늘의 목표, 하고 싶은 일, 계획 등을 적어 주세요.

선생님께 부탁드리는 내용(보호자 작성)

꽃 종류

기억력 Lv 6

아래 보기 중에서 겨울꽃 1개, 봄꽃 1개를 찾아 ○표시해 주세요.

계절	꽃 종류
봄	벚꽃, 개나리, 민들레, 목련, 튤립, 진달래
여름	수국, 해바라기, 카네이션, 무궁화, 장미, 나팔꽃, 도라지꽃
가을	코스모스, 국화, 구절초, 접시꽃
겨울	동백꽃, 수선화, 시클라멘, 포인세티아

*20초간 내용을 본 후 위의 내용을 가리고 5초 후 진행해 주세요.

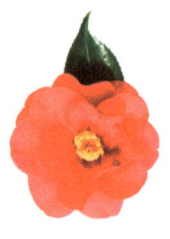 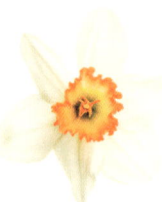 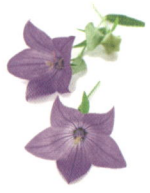

동백꽃　　　　수선화　　　　도라지꽃

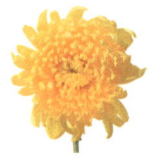 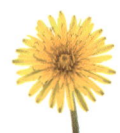 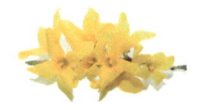

국화　　　　민들레　　　　개나리

막대 회전하기

막대를 오른쪽으로 한 번 돌렸을 때 변하는 모양을 색칠해 주세요.

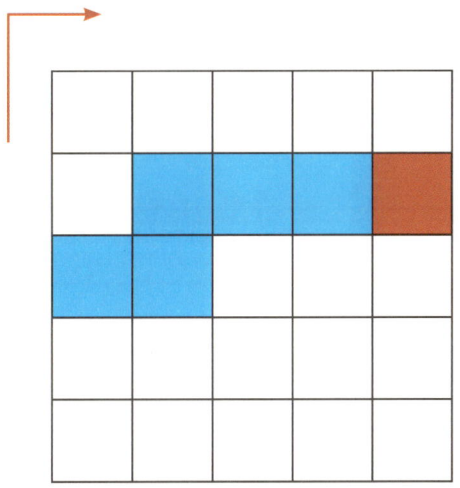

박물관 관람

계산능력 Lv 6

자연사 박물관에 관람을 하려고 합니다. 아래 입장인원의 입장료를 적어 주세요.

구분	금액(개인)	단체(20인 이상)	비고
어린이	2,000원	1,600원	5~12세
청소년, 군인	3,000원	2,400원	13~18세
어른	6,000원	4,800원	19~64세
영유아, 노인	무료	무료	4세 이하 및 65세 이상
장애인	무료	무료	동반 보호자 1인 무료
지역구민	어린이 500원 청소년, 군인 1,000원 어른 1,500원	할인없음	위와 동일

구분	구매내역	결제가격
1	60~63세 타지역 3명 65세 타지역 1명 30대 지역 주민 2명	

신체 부위 이름   언어능력 Lv 6

아래 빈 칸에 신체 부위 이름을 적어 주세요.

①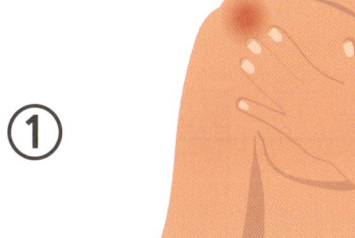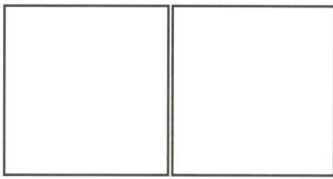

②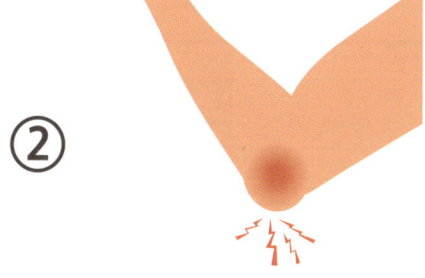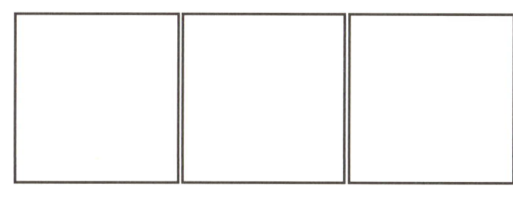

③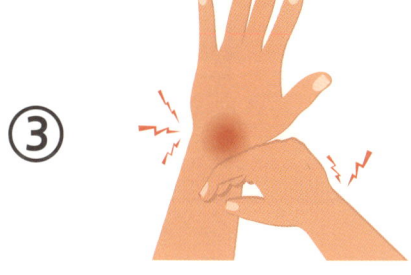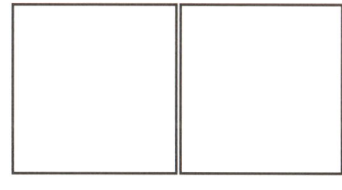

④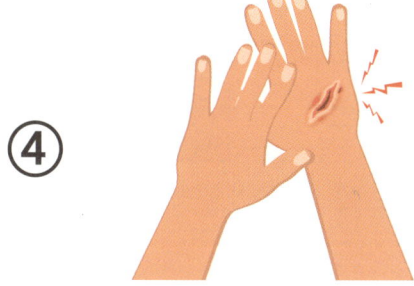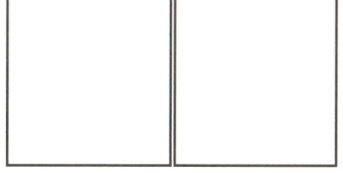

길 만들기

주의력 Lv 6

초록 - 빨강 - 파랑 순서로 1부터 8까지 길을 만들어 주세요.

단어 찾기

수행기능 Lv 6

'레몬'에는 '○', '딸기'에는 '△'로 표시하고,
'레몬'과 '딸기'의 갯수의 합을 써 주세요.

망고 레몬 망고 망고 레몬
딸기 망고 레몬 딸기
딸기
망고 레몬 망고 레몬
딸기 망고 딸기
망고 레몬
망고 딸기
망고 레몬
망고 딸기
망고 레몬 망고
망고 딸기

'레몬'의 갯수	'딸기'의 갯수	'레몬'과 '딸기'의 합

☐☐☐☐년 ☐☐월 ☐☐일 ☐요일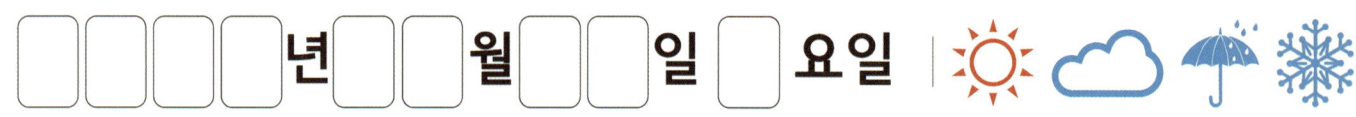

5일차

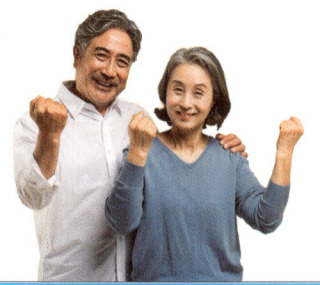

나의 다짐	오늘의 목표, 하고 싶은 일, 계획 등을 적어 주세요.

선생님께 부탁드리는 내용(보호자 작성)

약 복용 방법

기억력 Lv 6

처방전의 내용이 아래와 같습니다. 아래 빈 칸에 처방전에 따른 약 복용시간을 기록해 주세요.

1일 **3**회 **3**일분 ●식후30분 ○식전30분 ○취침전 ○식후즉시

시럽은 1회   ml씩   회 복용 ○냉장보관 ○실온보관

---

*20초간 내용을 본 후 위의 내용을 가리고 5초 후 진행해 주세요.

구분	식사 시간	약 복용 시간
아침	오전 08시 10분	
점심	오후 12시 30분	
저녁	오후 18시 45분	

박스 갯수 맞추기 시공간능력 Lv 6

아래 그림 중 박스 갯수가 다른 것을 찾아 ○표시해 주세요.

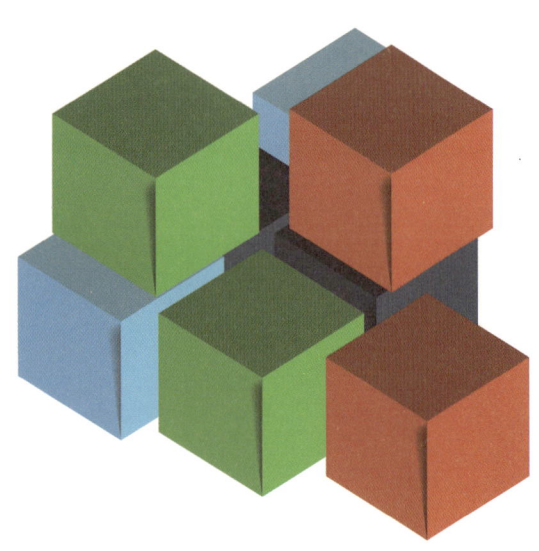
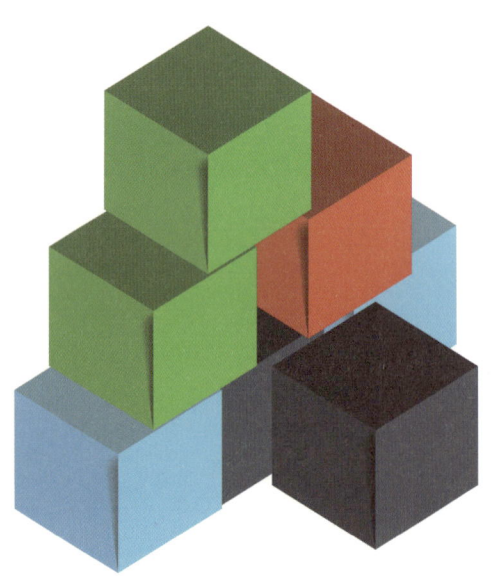
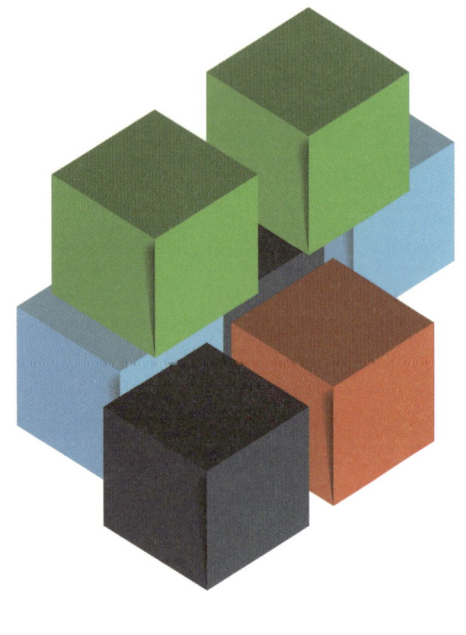
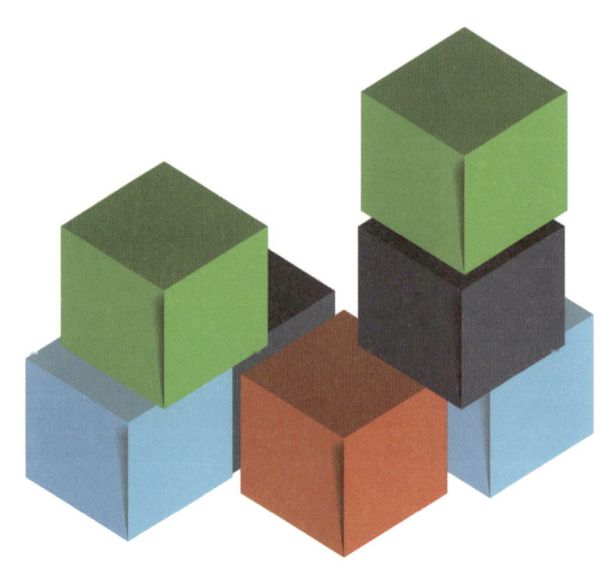

분식집에서 주문하기 계산능력 Lv 6

아래 주문내역서를 보고 계산을 위해 1,000원 지폐, 100원 동전, 10원 동전이 몇 개씩 필요한지 적어 주세요.

메뉴

김밥	3,500원
어묵	1,650원
우동	5,200원
만두	2,450원

주문 내역서

구분	수량	소계
김밥	1	
어묵	1	
우동	2	
만두		
총액		

1,000원 지폐		장
100원 동전		개
10원 동전		개

기념일

아래 빈 칸에 기념일의 이름을 적어 주세요.

①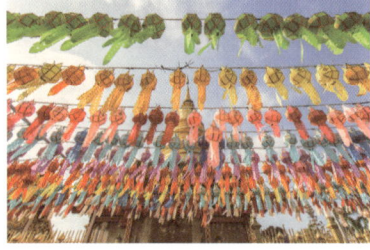

②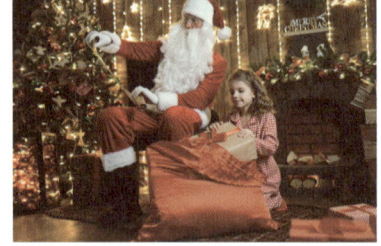

③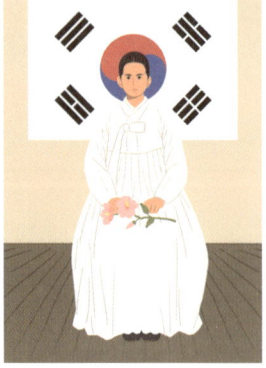

④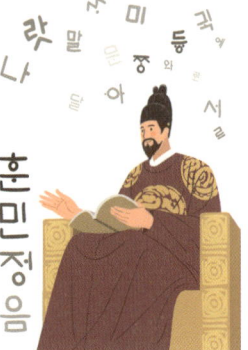

숫자 규칙 칠하기

주의력 Lv 6

규칙에 맞게 색칠해 주세요.

1　2　3　4　5　6

		2	3			
		2	1	1	3	
		1	1	1	1	
	2	1	1	1	1	2
	6	6	4	5	6	6
	6	6	2	3	6	6

39

비슷한 말 찾기

수행기능 Lv 6

'추운'과 비슷한 말에 ○ 표시해 주세요.

뜨거운	싸늘한	떨리는
시원한	후텁지근한	차가운
무더운	음산한	을씨년스러운
상쾌한	쾌적한	불쾌한
통쾌한	서늘한	따뜻한

주간활동점검 평가 Lv 6

이번 주 주요활동에 대해 간단히 적어 주세요.

구분		월			화			수			목			금		
공부하기	인지활동 (학습지, 독서, 일기쓰기)															
걷기 움직이기	설거지, 빨래, 청소, 운동															
규칙적인 식사	하루 3번 식사	아침	점심	저녁	아침	점심	저녁	아침	점심	저녁	아침	점심	저녁	아침	점심	저녁
규칙적인 투약	하루 3번 약 복용	아침	점심	저녁	아침	점심	저녁	아침	점심	저녁	아침	점심	저녁	아침	점심	저녁
개인위생	양치질, 씻기, 옷 갈아입기															
대화	말하기, 듣기, 감사표현															
사회활동	모임, 병원, 약국, 장보기, 은행 등 사회활동															
기억력	자주 쓰는 물건에 대한 기억															
기분상태	전반적인 기분 상태															

* 쓰기가 어려울 경우 ○, △, ✖로 표시해 주세요.

☐☐☐☐년 ☐☐월 ☐☐일 ☐요일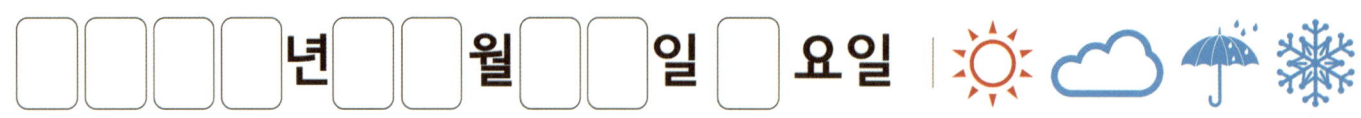

6일차

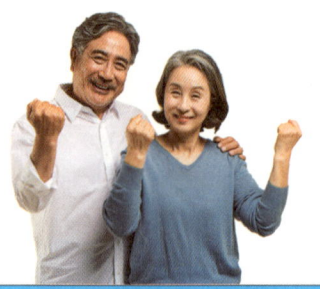

나의 다짐	오늘의 목표, 하고 싶은 일, 계획 등을 적어 주세요.

선생님께 부탁드리는 내용(보호자 작성)

비상 전화번호

기억력 Lv 6

상황별 비상전화 번호를 기억하고, 아래 질문에 답해 주세요.

구분	비상 전화번호
도움 요청 가족(지인)	이름 : /관계 : /전화 :
응급상황	119
화재	119
도난, 도둑	112
보이스피싱	1332
말벌집 발견	119

*20초간 내용을 본 후 위의 내용을 가리고 5초 후 진행해 주세요.

구 분	상황질문	비상 전화번호
1	서울중앙지검에서 통장의 돈을 이체해야 한다고 전화가 왔습니다.	

같은 넓이 찾기   시공간능력 Lv 6

아래 막대 그림과 같은 넓이를 찾아 ○ 표시해 주세요.

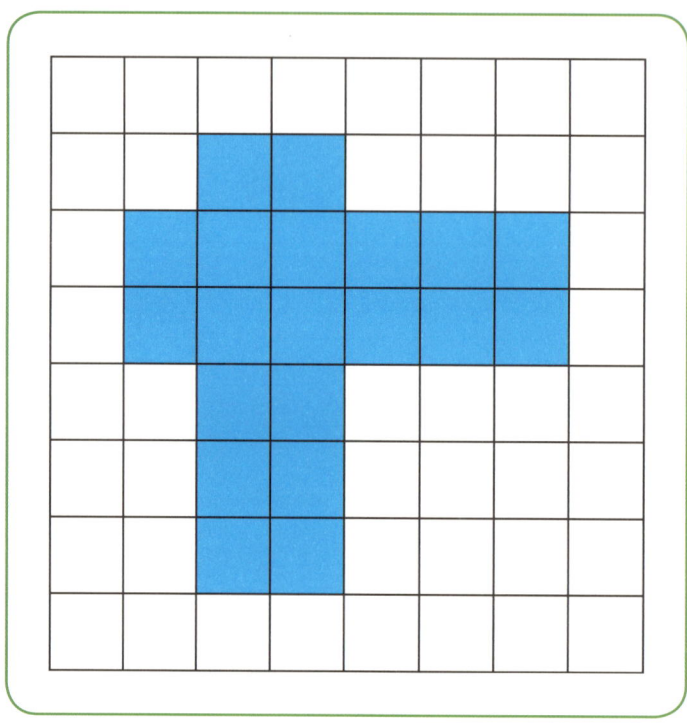

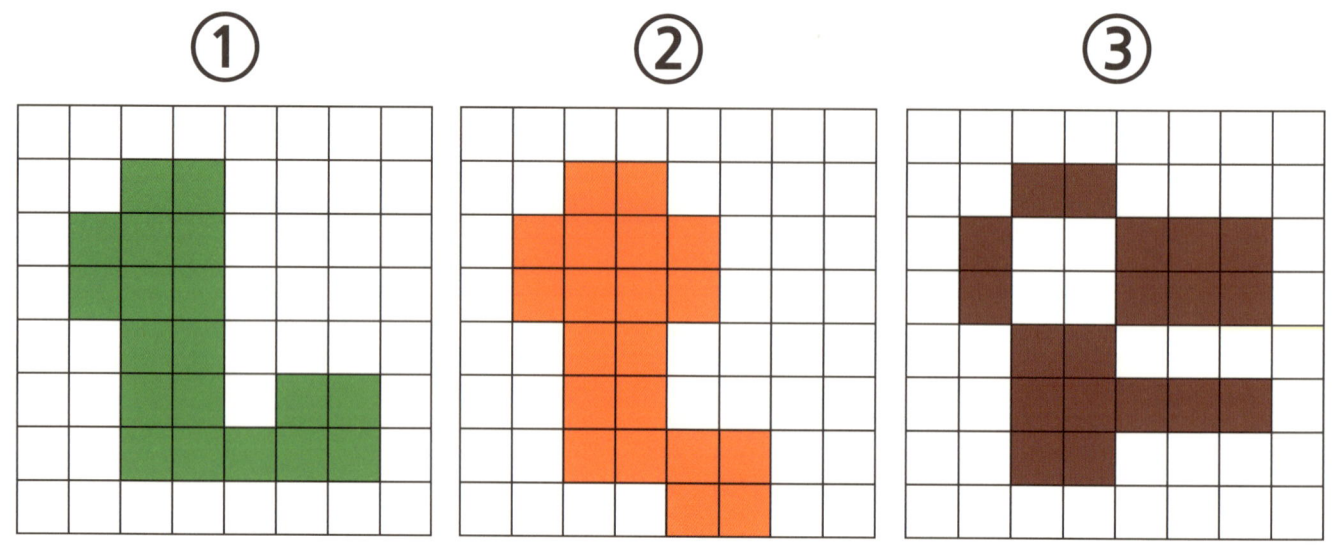

디지털 숫자 만들기

계산능력 Lv 6

아래 빈 칸을 색칠하여 결과값을 만들어 주세요.
12+13=?

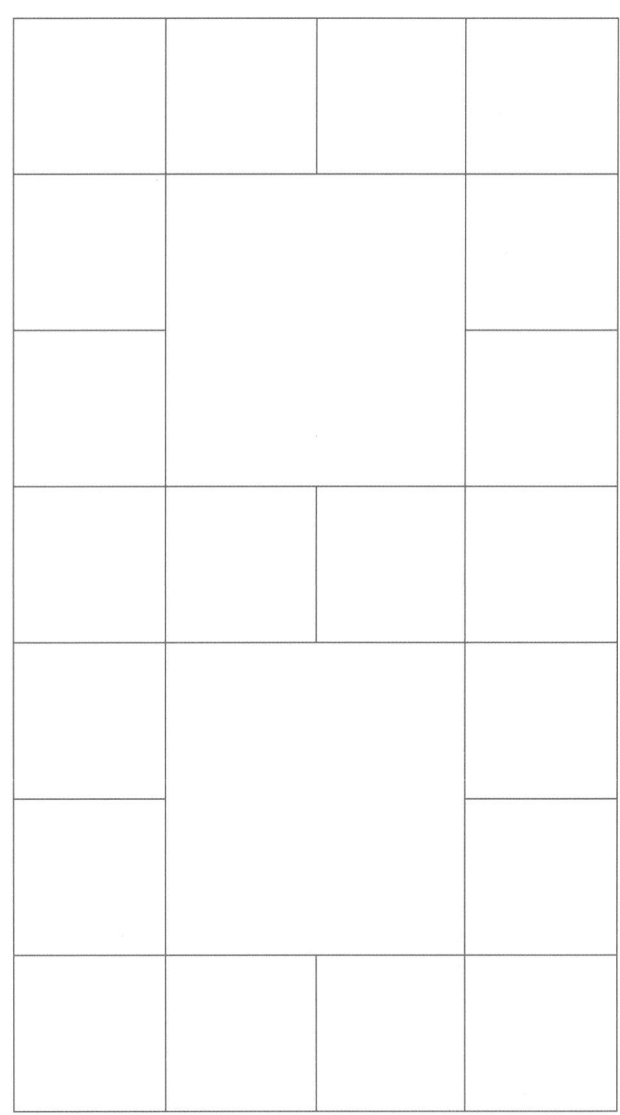

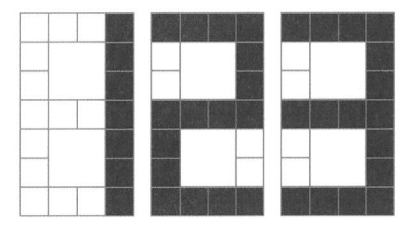

지역 상징물

언어능력 Lv 6

아래 빈 칸에 지역 상징물의 이름을 적어 주세요.

① 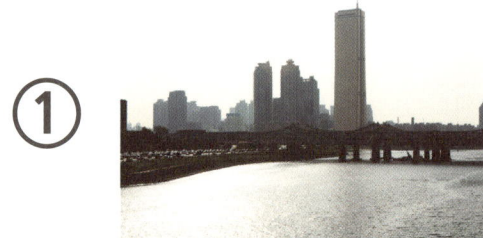　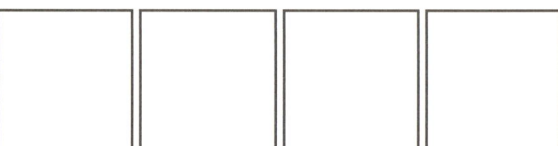
①

② 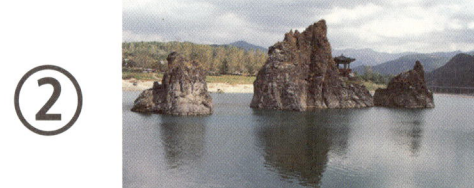　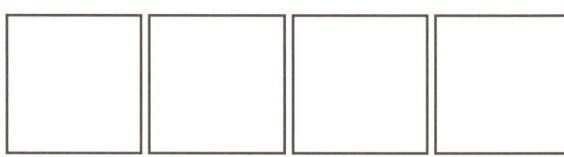

③ 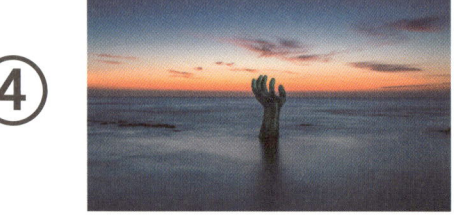　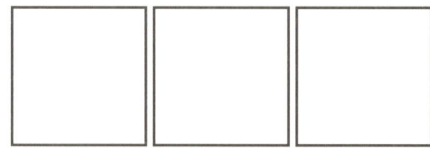
③

④

다른 조합 찾기

주의력 Lv 6

4가지 중 다른 조합으로 구성된 그림을 찾아 주세요.

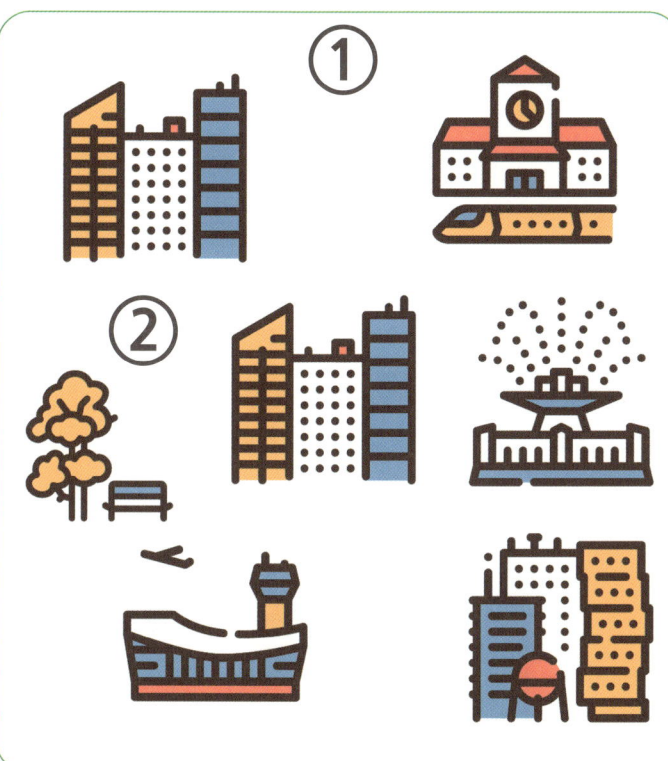
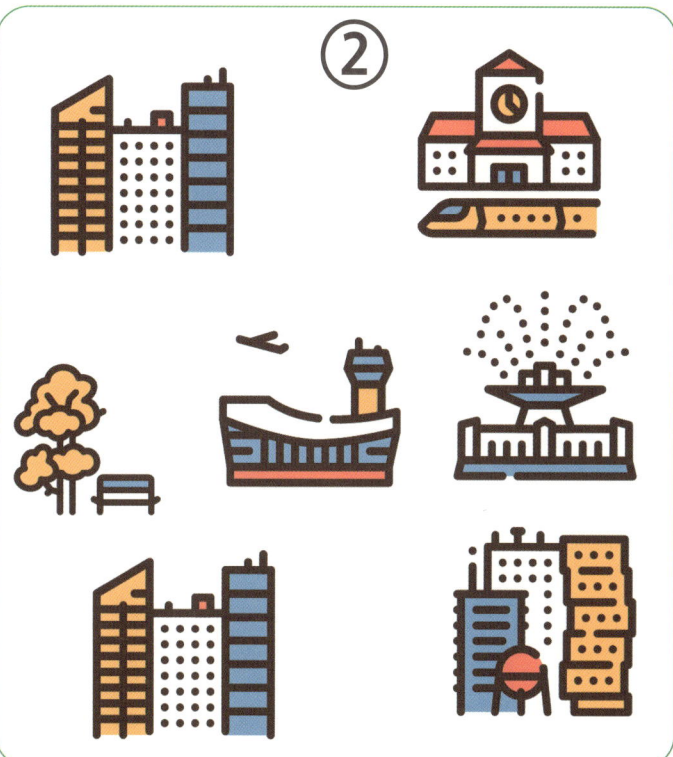
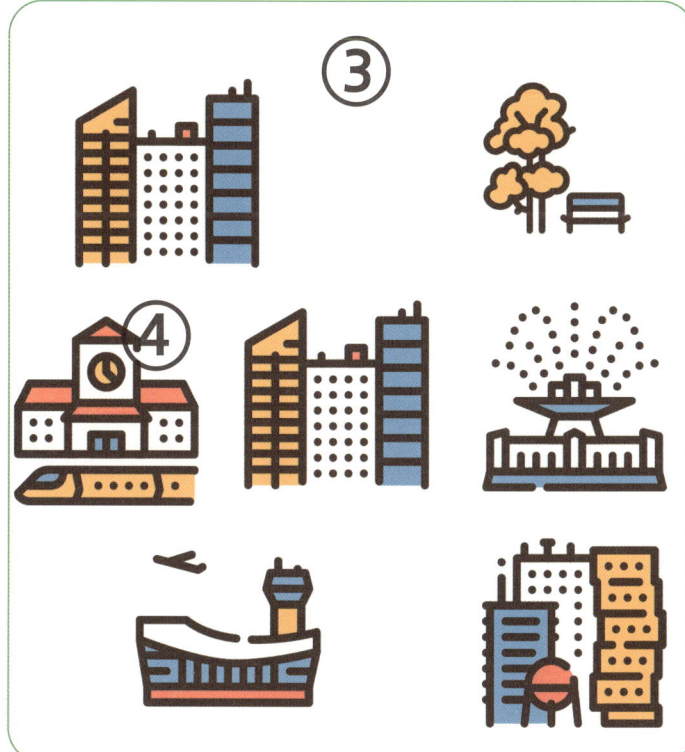
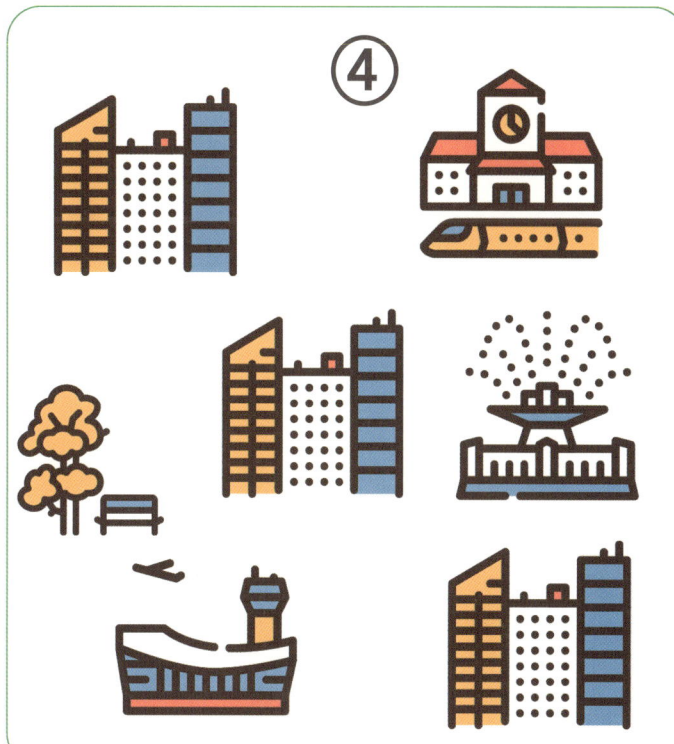

반대말 찾기

수행기능 Lv 6

'추운'과 반대말을 찾아 △ 표시해 주세요.

뜨거운	싸늘한	떨리는
시원한	후텁지근한	차가운
무더운	음산한	찌는 듯한
상쾌한	쾌적한	불쾌한
통쾌한	서늘한	따뜻한

☐☐☐☐년 ☐☐월 ☐☐일 ☐요일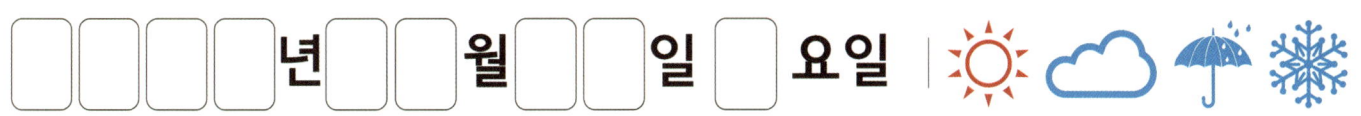

7일차

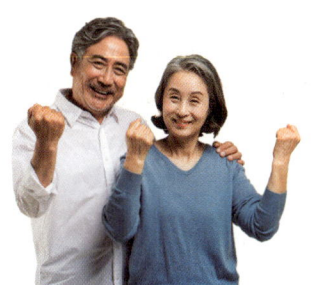

나의 다짐	오늘의 목표, 하고 싶은 일, 계획 등을 적어 주세요.

선생님께 부탁드리는 내용(보호자 작성)

49

해로운 식품첨가물

기억력 Lv 6

아래는 해로운 식품첨가물입니다. 내용을 보고 아래 빈 칸을 채워 주세요.

구분	많이 포함된 음식	인체 영향
아스파탐	주스, 탄산음료, 주류 등	두통, 발작, 치매, 뇌종양
카라기난	아이스크림	염증, 폐암
아질산나트륨	햄, 소시지	발암물질 생성
안식향산나트륨	드링크제	발암물질 생성
인공경화유	초콜릿, 마가린, 아이스크림, 스낵류	동맥경화, 심근경색, 뇌경색
글루타민산 나트륨	라면	발암물질 생성

*20초간 내용을 본 후 위의 내용을 가리고 5초 후 진행해 주세요.

구분	질문	식품첨가물
1	주스, 탄산음료, 주류 등에 함유되어 치매, 뇌종양을 일으키는 첨가물은 무엇일까요?	

키보드 연습

시공간능력
Lv 6

아래 글자를 만들기 위해 키보드를 치는 순서대로 선으로 연결해 주세요.

가다

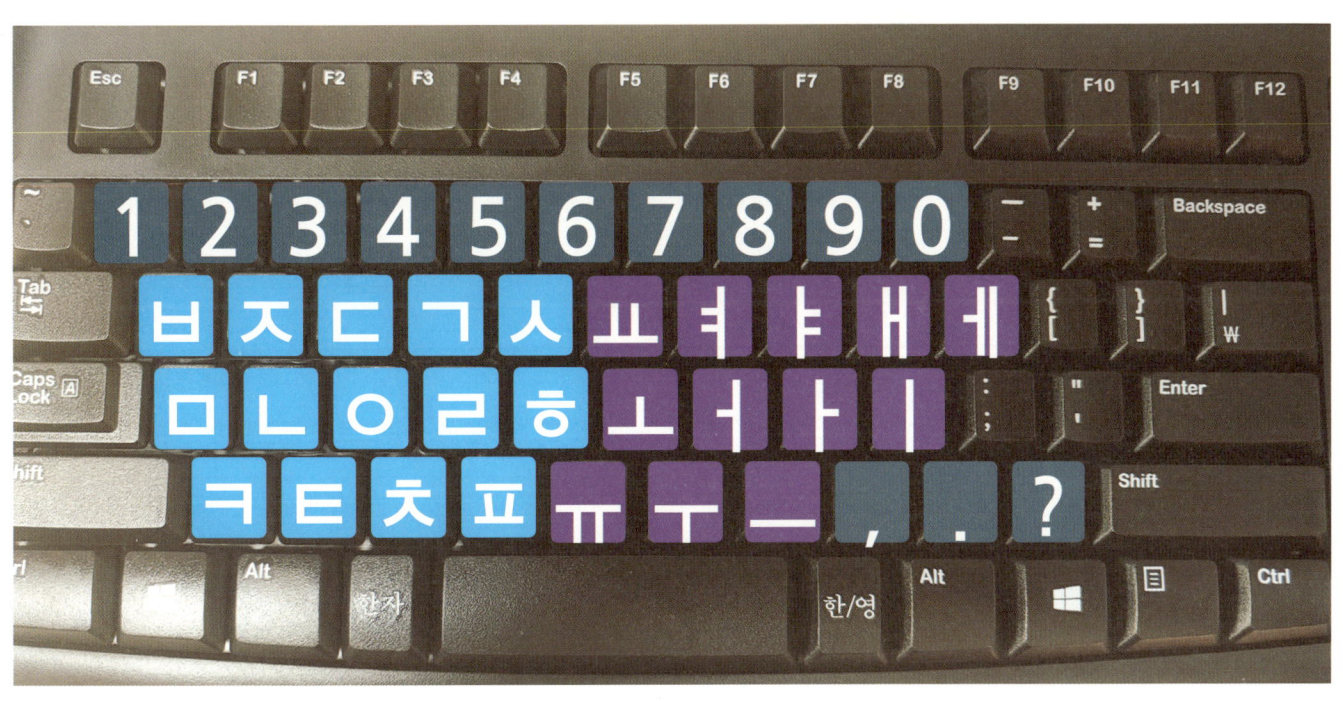

버스 정류소

계산능력 Lv 6

아래 버스 도착 예정 시간을 보고 해당 버스를 몇 시에 탈 수 있는지 적어 주세요.

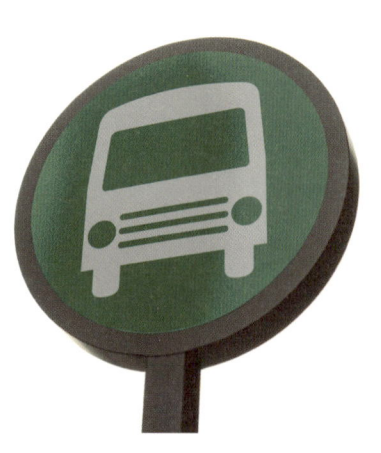

버스 정류소

버스 도착 안내

13 : 56

노선	도착예정시간
111	4분후
135	8분후
200	13분후
1120	17분후
7200	20분후

구 분	버스 번호	버스 탑승 시간
1	135번	

짝단어

언어능력 Lv 6

아래 사물의 짝단어 2개를 선택하고 그 이름을 적어 주세요.

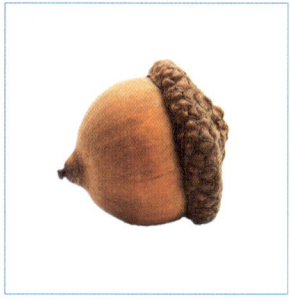

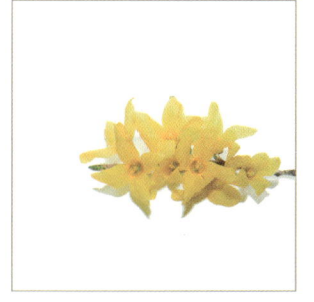 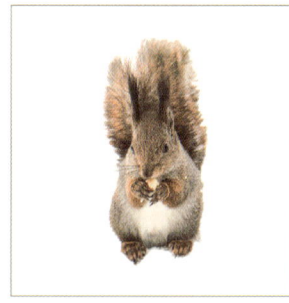 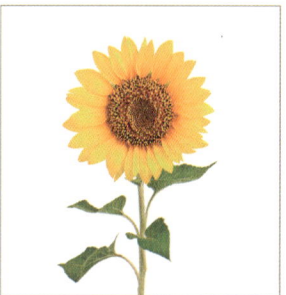

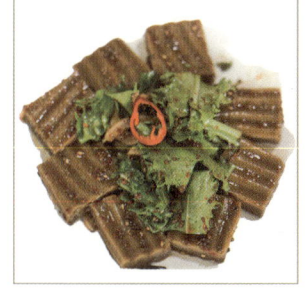 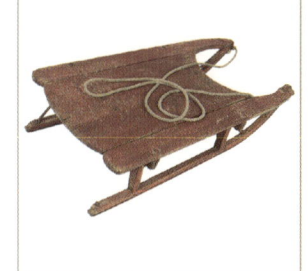 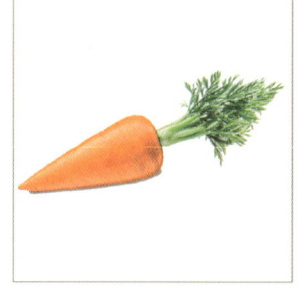

구 분	짝단어 이름
1	
2	

숨은 그림 찾기

주의력
Lv 6

아래 그림에서 숨은 그림을 찾아 ○표시해 주세요.

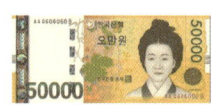
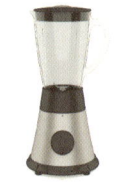
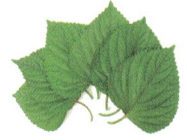
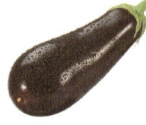

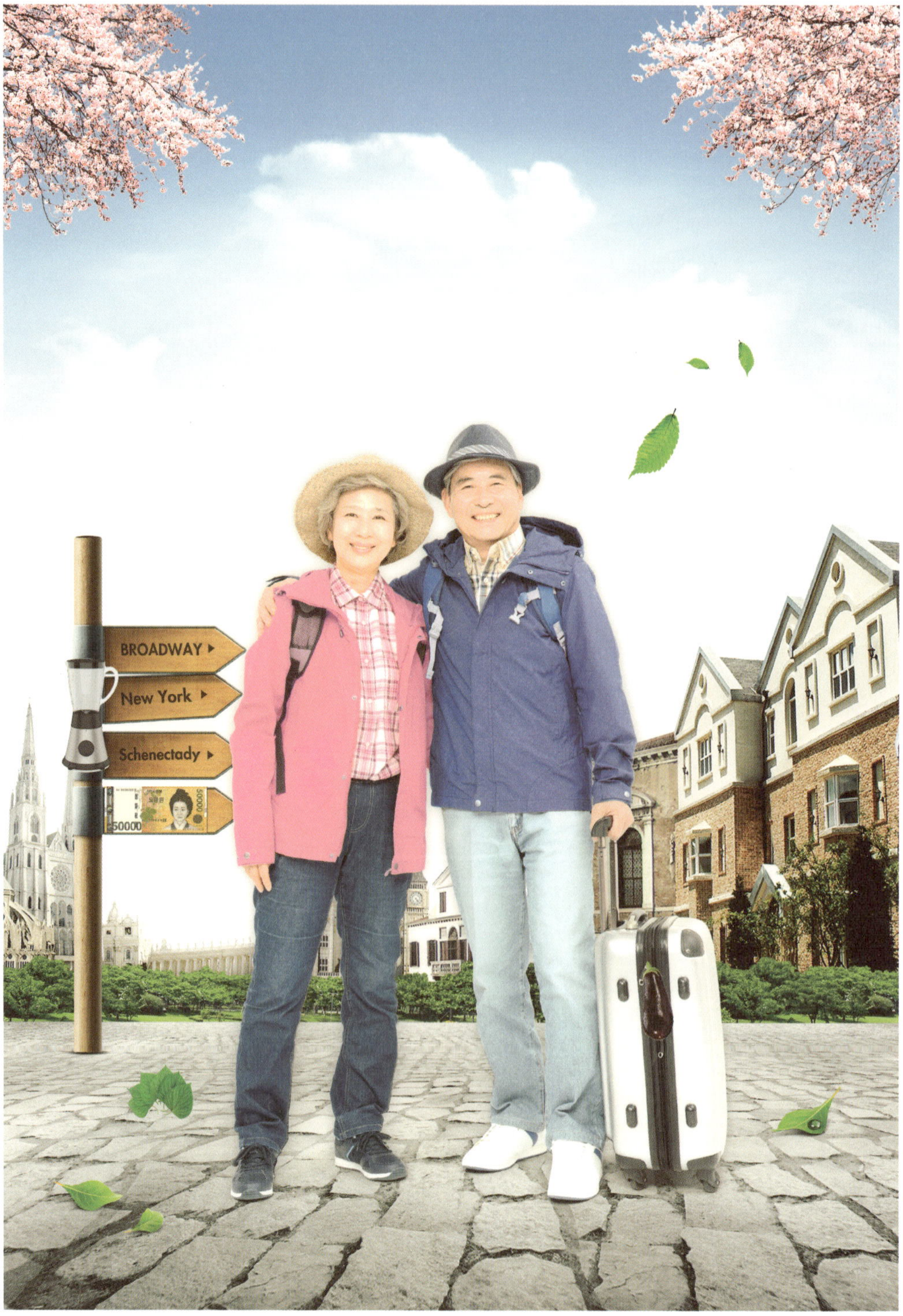

여행 일정

수행기능 Lv 6

숙소에서 현재시간에 출발하여 여행 후 공연 시작 전 공연장에 도착하려 합니다. 알맞은 여행코스를 만들어 주세요.

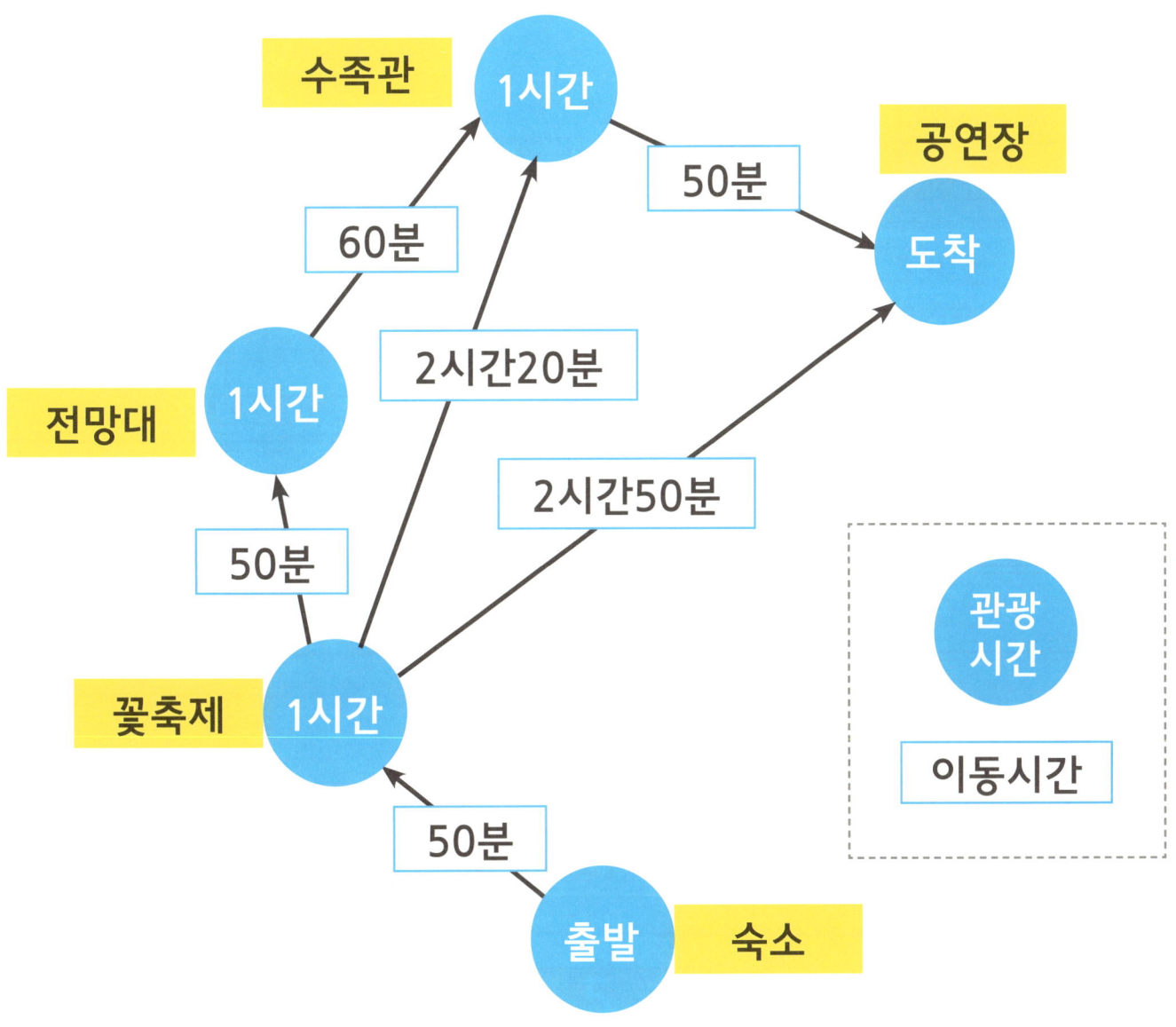

현재시간	공연시작 시간	여행코스
13:10	19:30	

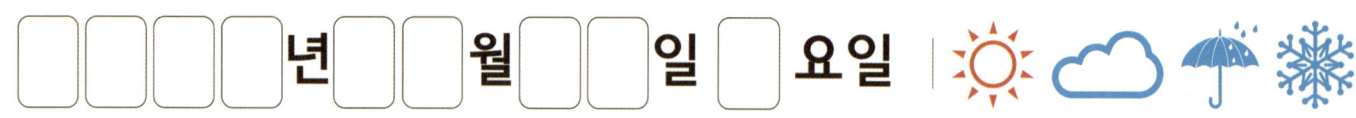

8일차

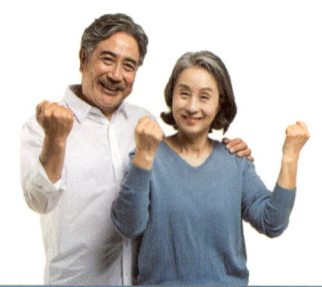

오늘의 목표, 하고 싶은 일, 계획 등을 적어 주세요.

나의 다짐

선생님께 부탁드리는 내용(보호자 작성)

응급안전알림   기억력 Lv 6

아래는 '응급안전알림서비스'의 서비스 흐름도입니다.
아래 빈 칸을 채워 주세요.

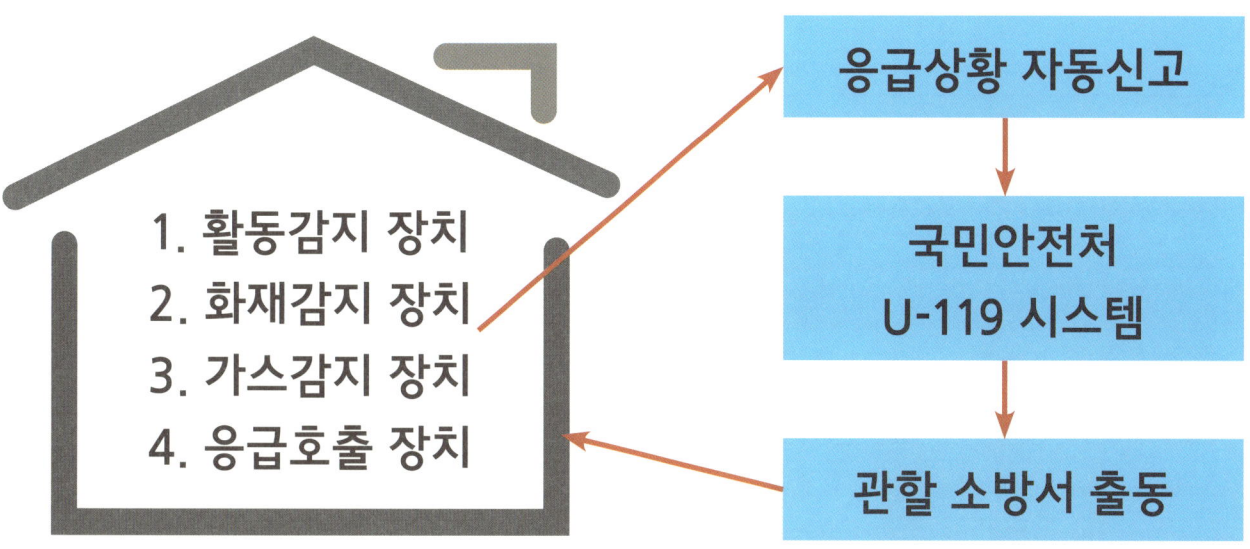

*20초간 내용을 본 후 위의 내용을 가리고 5초 후 진행해 주세요.

상황 질문	장치 이름
갑작스런 몸이 이상이 생겼을 때 어떤 장치를 이용해야 할까요?	

막대 분리

시공간능력 Lv 6

①에서 ②번 막대를 분리했을 때 남는 블럭 모양을 색칠해 주세요.

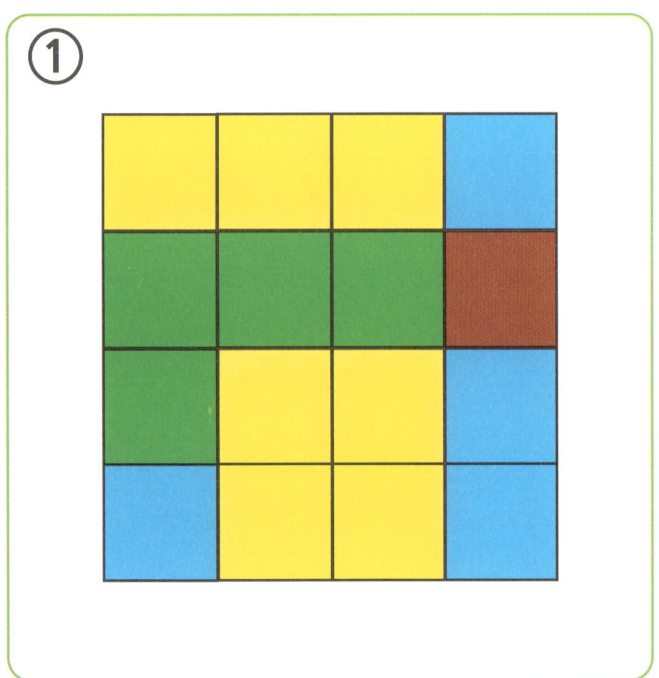
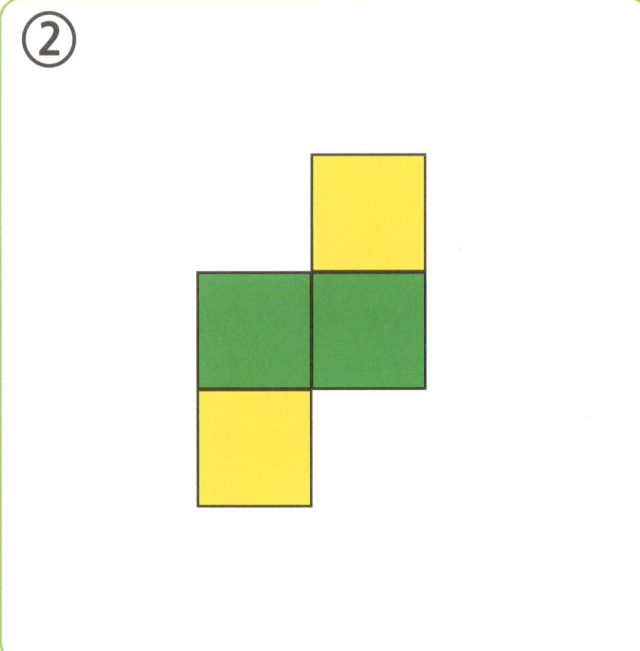

열량 소모량

계산능력 Lv 6

아래 음식을 먹었을 때 열량을 소모하기 위한 운동계획표를 만들어 주세요.(30분 단위로 계산)

음식명	기준	열량(kcal)
수정과	1컵	267
식혜	1캔	238
밥	1공기	250
된장찌게	1인분	128
김치찌게	1인분	87
불고기	1인분	685

운동 종류 (30분)	열량 소모량(kcal)
빠르게 걷기	150
배드민턴	173
등산	196
줄넘기	224
축구	270
피구	120

구분	섭취한 음식	시간	소모열량
1	밥 1공기와 된장찌게 1인분을 먹었을 때 **빠르게 걷기**로 열량을 다 소모하려면 운동시간과 소모열량은 얼마일까요?		

상황 대처

언어능력 Lv 6

아래 사진과 상황 설명을 보고 핵심 키워드를 이용해서 조치해야할 내용을 순서대로 써 주세요.

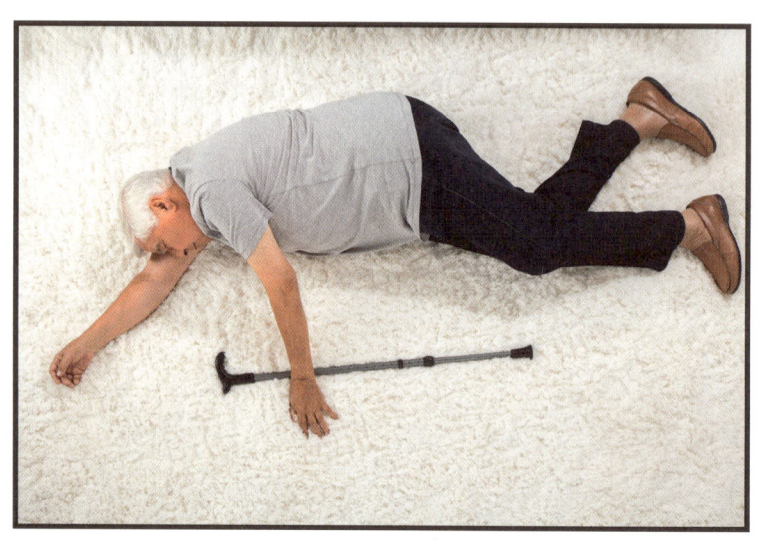

구분	구분	내용
1	상황 설명	70대 노인이 거실에 쓰러져 있는 것을 발견하였습니다.
2	핵심 키워드	1. 119 2. 심폐소생술 3. 호흡
3	상황 조치	1. 2. 3.

갯수가 다른 것 찾기 주의력 Lv 6

아래 빈 칸을 채워 주세요.

가장 많은 것의 갯수	가장 적은 것의 갯수	합

도형 채우기

수행기능 Lv 6

아래 도형을 파란색 막대 3개와 몇 개의 녹색 막대로 채우려 합니다. 빈 칸을 채워 주세요.

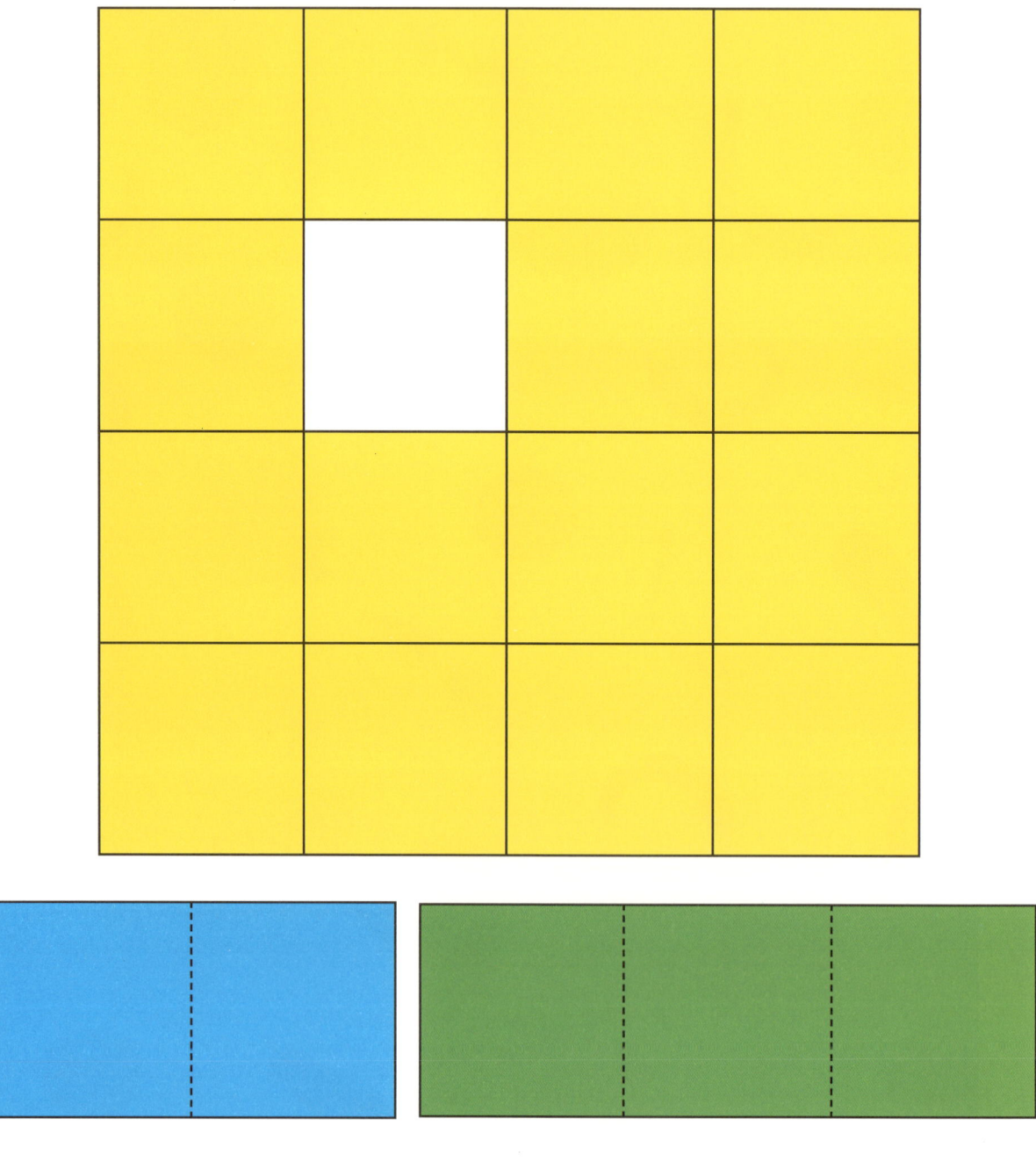

파란색 막대	녹색 막대
3개	

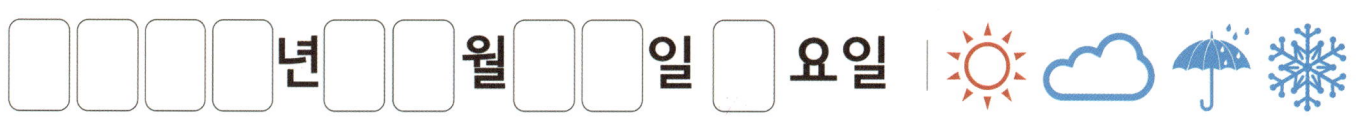

9일차

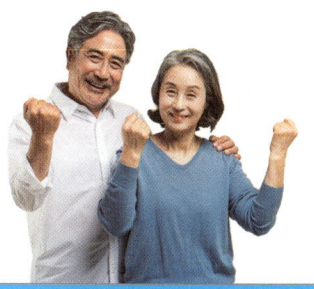

나의 다짐	오늘의 목표, 하고 싶은 일, 계획 등을 적어 주세요.

선생님께 부탁드리는 내용(보호자 작성)

낙상 예방

기억력 Lv 6

아래는 낙상예방지침입니다. 내용을 확인 후 아래 빈 칸을 채워 주세요.

구분	낙상예방지침	비고
조명	1. 편하게 책을 읽을 수 있는 정도 2. 거실, 계단, 현관, 화장실은 항상 환하게 하거나 센서등 설치	200~300 Lux
화장실	1. 안전손잡이 설치 2. 바닥에 미끄럼 방지 설치 3. 호출벨 설치	
계단, 복도	1. 안전손잡이 설치 2. 불필요한 물건 제거	
침실	1. 침대 높이 낮게 조절 2. 바퀴 잠금 장치 3. 호출벨 설치	

*20초간 내용을 본 후 위의 내용을 가리고 5초 후 진행해 주세요.

구분	질문	답변
1	실내 적정 조명의 밝기는 어느 정도인가요?	

거울에 반사하기

막대가 거울에 반사되어 변하는 모양을 색칠해 주세요.

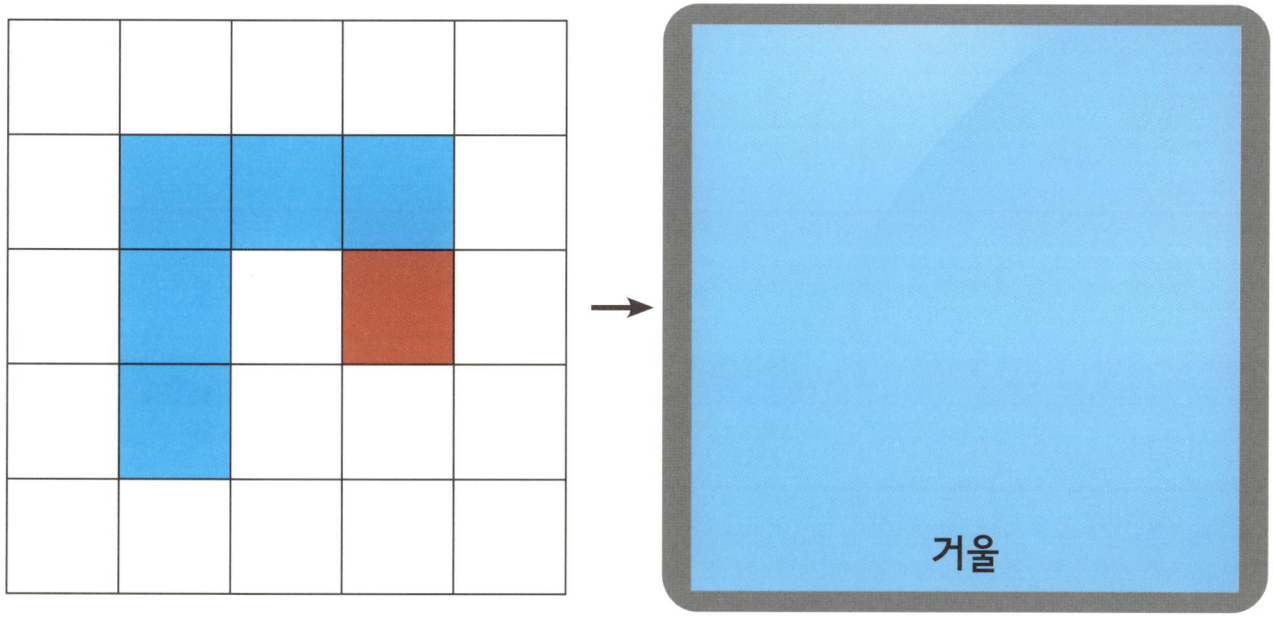

65

열차운행시간표

계산능력 Lv 6

아래 열차운행시간표를 보고 질문에 답해 주세요.

제139열차		
역명	도착시간	출발시간
서울	-	14:30
광명	14:45	14:46
천안아산	15:07	15:09
대전	15:30	15:32
동대구	16:16	16:18
신경주	16:35	16:37
울산	16:48	16:49
부산	17:12	-

제207열차		
역명	도착시간	출발시간
서울	-	14:45
광명	15:00	15:01
오송	15:30	15:32
대전	15:47	15:49
동대구	16:25	16:26
신경주	16:52	16:53
부산	17:23	-

구 분	질문	더 빠른 열차	소요시간
1	서울역에서 동대구역까지 어떤 열차가 얼마나 더 빠를까요?		

암호 만들기

언어능력 Lv 6

아래 표를 보고 빈 칸에 암호를 만들어 주세요.

ㄱ	ㄴ	ㄷ	ㄹ	ㅁ	ㅂ	ㅅ	ㅇ	ㅈ	ㅊ	ㅋ	ㅌ	ㅍ	ㅎ
1	2	3	4	5	6	7	8	9	10	11	12	13	14

ㅏ	ㅑ	ㅓ	ㅕ	ㅗ	ㅛ	ㅜ	ㅠ	ㅡ	ㅣ
E	А	Y	Г	J	S	Ƨ	Н	И	O

내	
일	

같은 방향 표시 찾기
주의력 Lv 6

아래 그림과 같은 이미지를 찾아 주세요.

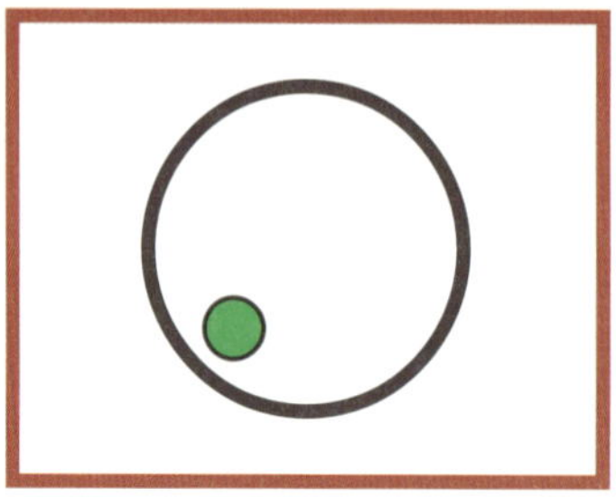

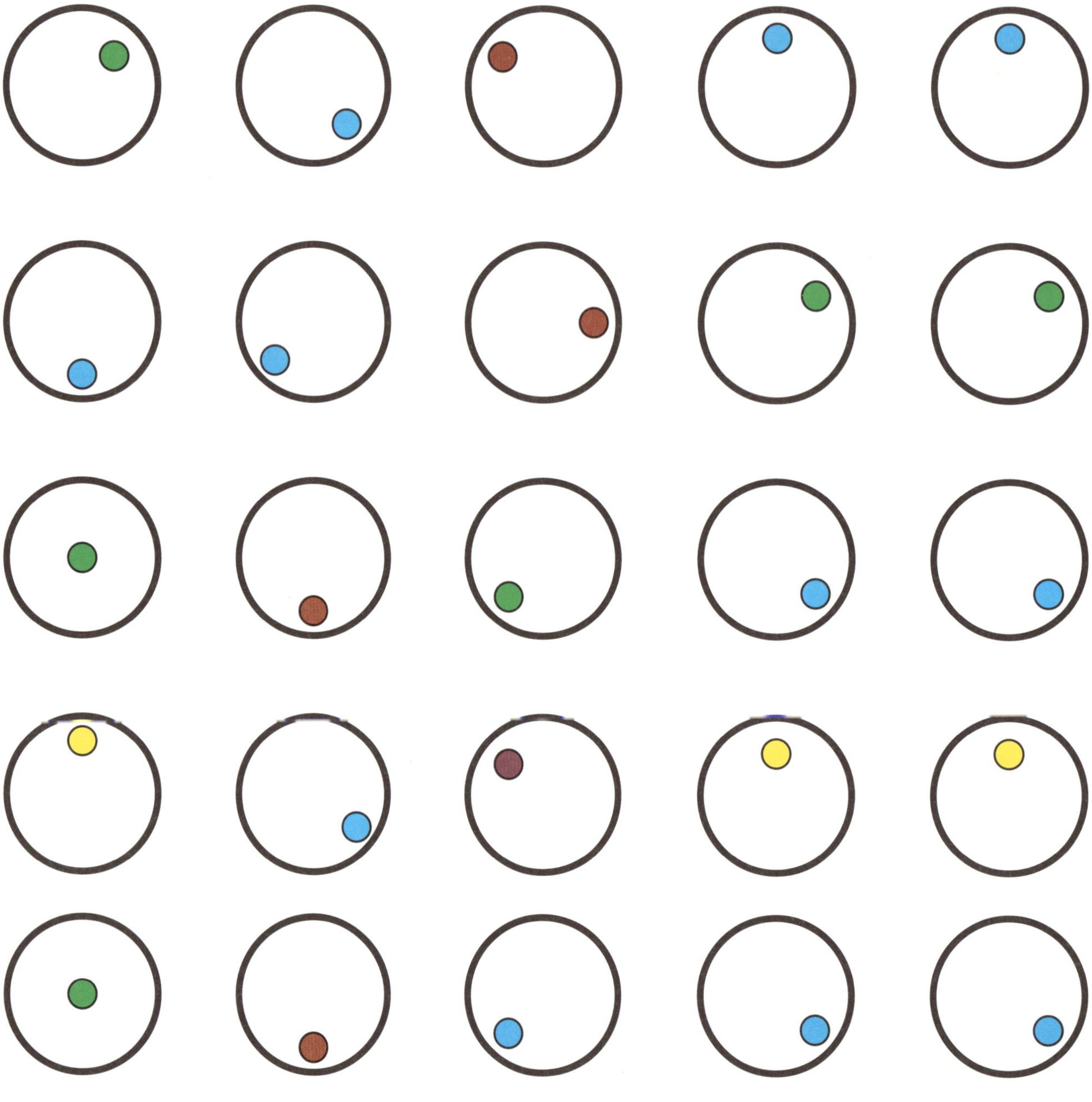

톱니 바퀴

수행기능 Lv 6

톱니바퀴 가운데의 숫자는 톱니 바퀴의 갯수입니다.
아래 질문에 답해 주세요.

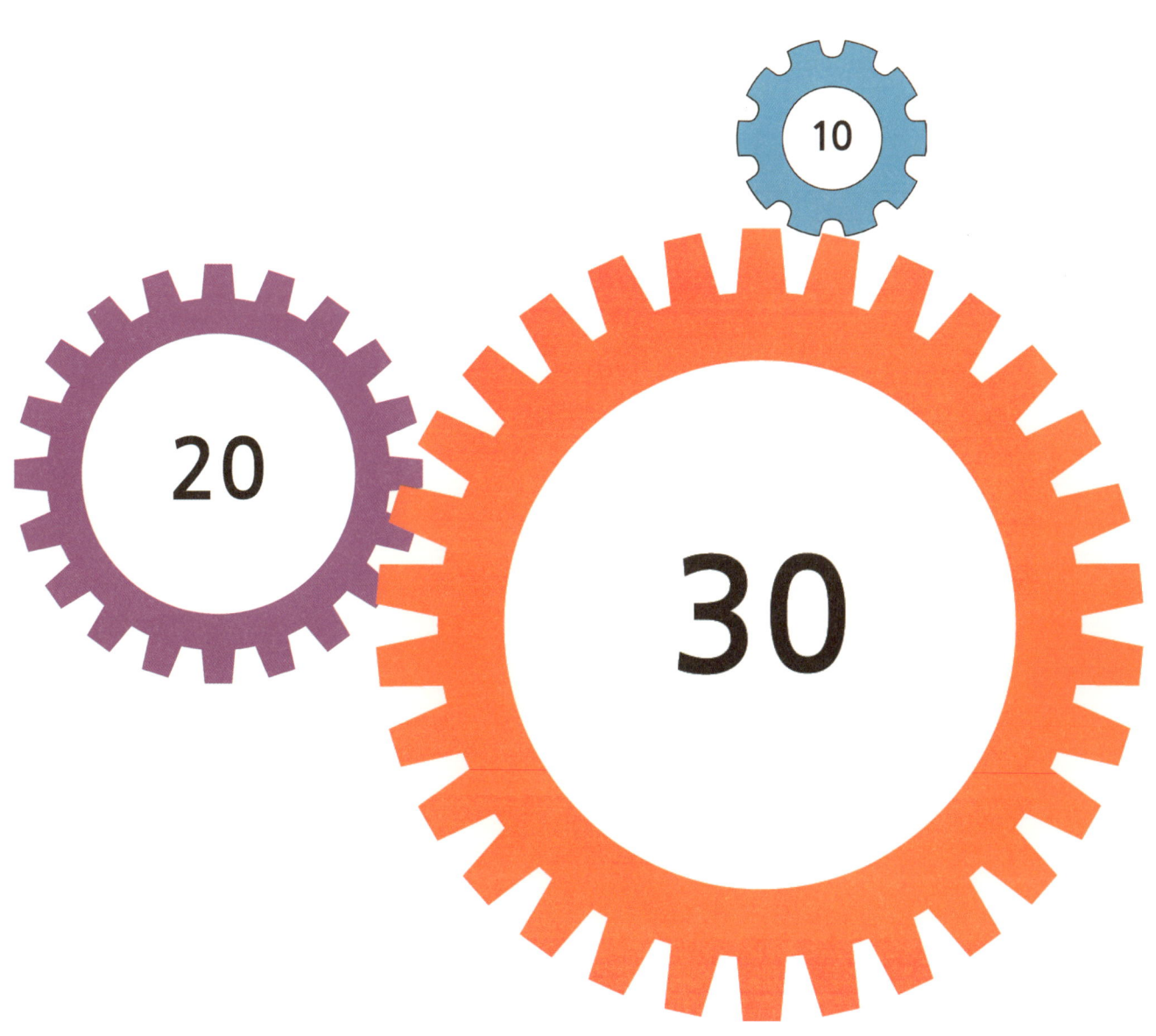

보라색 톱니바퀴의 회전수	파란색 톱니바퀴의 회전수
3회	

☐☐☐☐년 ☐☐월 ☐☐일 ☐요일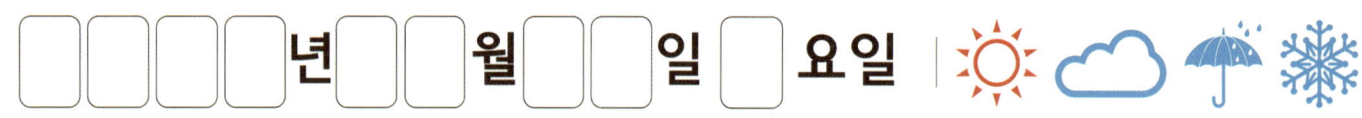

10일차

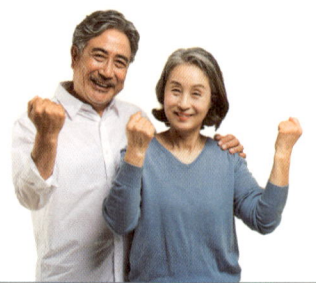

나의 다짐	오늘의 목표, 하고 싶은 일, 계획 등을 적어 주세요.

선생님께 부탁드리는 내용(보호자 작성)

치매 예방

기억력 Lv 6

아래는 치매 예방 방법입니다. 내용을 확인하고 아래 질문에 답해 주세요.

구분	치매예방지침	비고
신체활동	1. 손을 바쁘게 움직인다. 2. 주2회, 30분 이상 운동	1. 치매가 의심되면 치매안심센터에 방문한다. 2. 치매 조기 치료가 치료가능성이 높다.
식습관	1. 규칙적인 식사 2. 신선한 야채, 과일, 견과류 섭취	
사회활동	1. 사람들과 자주 어울린다. 2. 취미활동, 봉사활동, 종교활동 참여	
음주, 흡연	1. 음주, 흡연을 피한다.	

*20초간 내용을 본 후 위의 내용을 가리고 5초 후 진행해 주세요.

구분	질문	답변
1	치매예방을 위한 신체활동 2가지는 무엇인가요?	

막대 숫자 암호

보기를 보고 아래 도형의 암호를 풀어 빈 칸에 써 주세요.

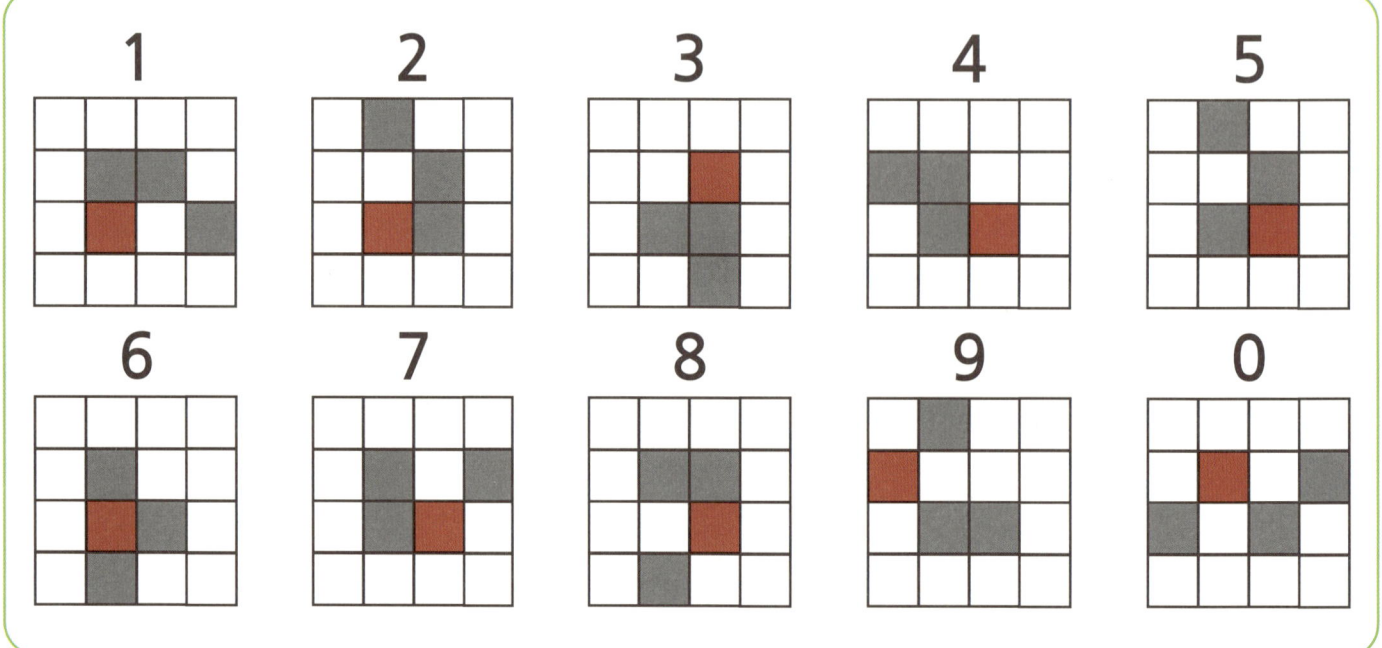

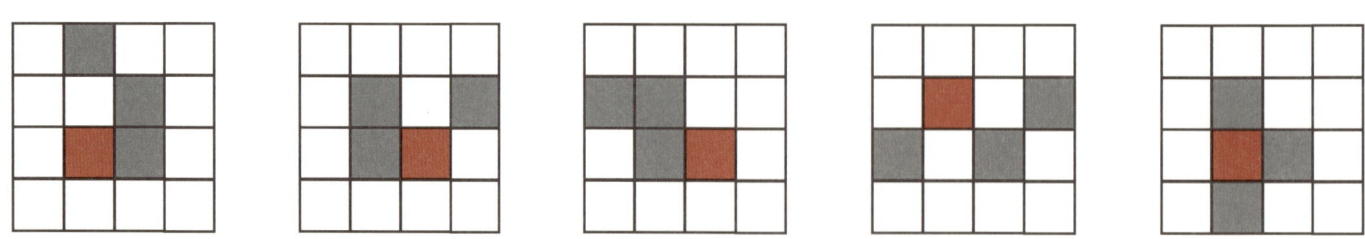

가장 큰 수와 가장 작은 수 계산능력 Lv 6

아래 수 카드를 한 번씩만 사용하여 가장 큰 수와 가장 작은 수의 차를 구해 보세요.

| 3 | 7 | 6 |

가장 큰 수	가장 작은 수	차

끝말 잇기

언어능력 Lv 6

아래 그림 카드의 이름을 말하고, 끝말 잇기 3개를 순서대로 연결해 주세요.

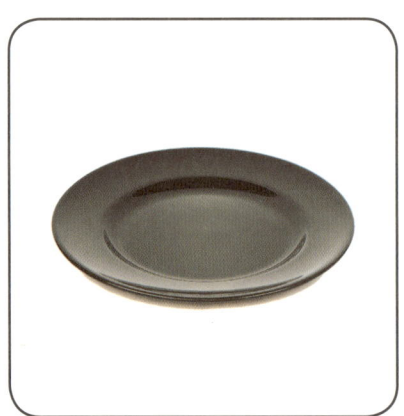
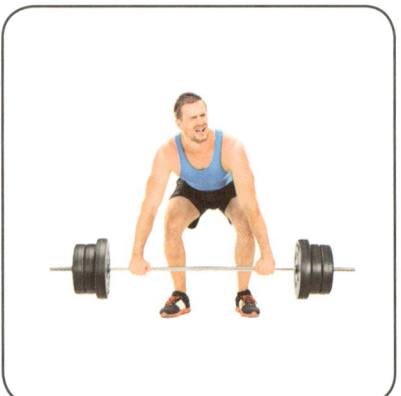
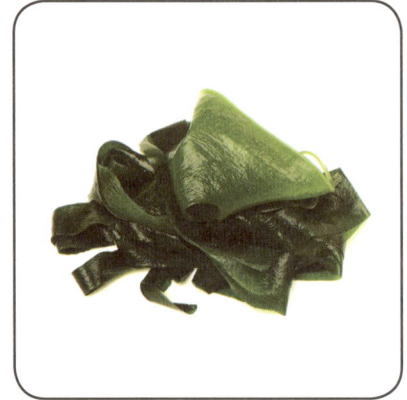
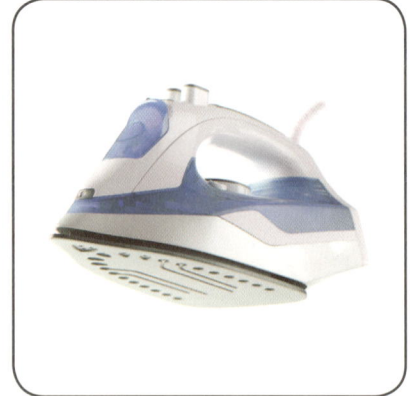
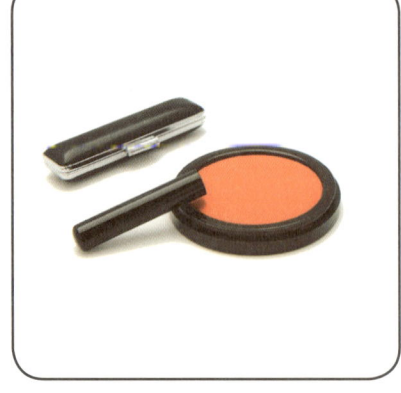
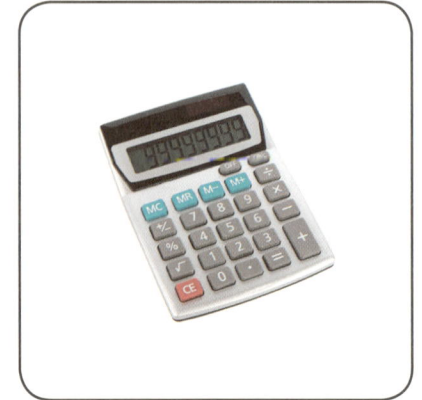

같은 모양 벌집 찾기 주의력 Lv 6

아래 그림과 같은 이미지를 찾아 주세요.

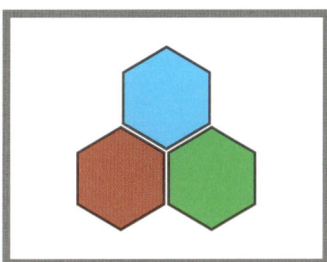

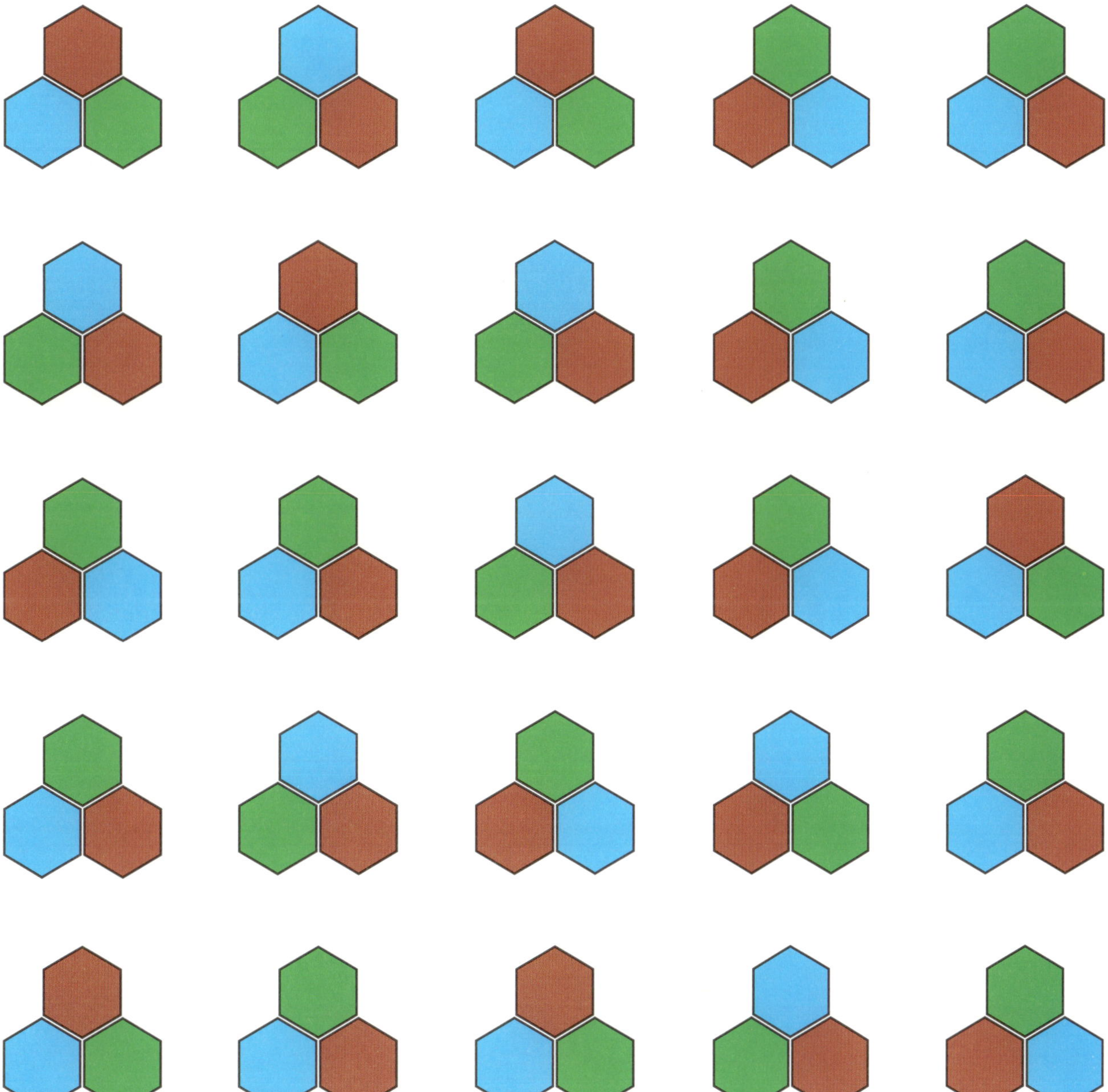

규칙 발견하기

수행기능 Lv 6

아래 숫자들은 일정한 규칙을 가지고 있습니다.
빈 칸에 들어갈 숫자를 적어 주세요.

3	7	1	8	2
5	7	?	9	6
2	0	2	1	4

| 빈 칸에 들어갈 숫자는 무엇일까요? | |

주간활동점검

평가 Lv 6

이번 주 주요활동에 대해 간단히 적어 주세요.

구분		월			화			수			목			금		
공부하기	인지활동 (학습지,독서, 일기쓰기)															
걷기 움직이기	설거지,빨래, 청소,운동															
규칙적인 식사	하루 3번 식사	아침	점심	저녁	아침	점심	저녁	아침	점심	저녁	아침	점심	저녁	아침	점심	저녁
규칙적인 투약	하루 3번 약 복용	아침	점심	저녁	아침	점심	저녁	아침	점심	저녁	아침	점심	저녁	아침	점심	저녁
개인 위생	양치질, 씻기, 옷 갈아입기															
대화	말하기, 듣기, 감사표현															
사회 활동	모임, 병원, 약국, 장보기, 은행 등 사회활동															
기억력	자주 쓰는 물건에 대한 기억															
기분 상태	전반적인 기분 상태															

* 쓰기가 어려울 경우 ○,△,✖로 표시해 주세요.

☐☐☐☐년 ☐☐월 ☐☐일 ☐요일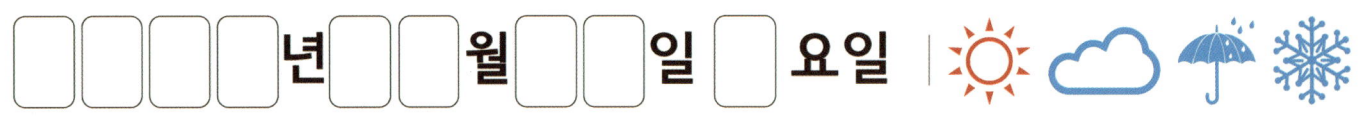

11일차

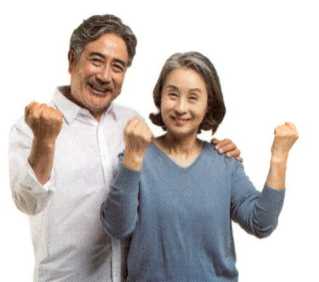

나의 다짐

오늘의 목표, 하고 싶은 일, 계획 등을 적어 주세요.

선생님께 부탁드리는 내용(보호자 작성)

고유식별정보

기억력 Lv 6

아래는 개인정보 중 고유식별정보입니다. 아래 빈 칸을 채워 주세요.

고유식별정보

종류	수집 조건
주민등록번호	법령의 근거
운전면허번호	별도의 동의
여권번호	별도의 동의
외국인등록번호	별도의 동의

*20초간 내용을 본 후 위의 내용을 가리고 5초 후 진행해 주세요.

고유식별정보

1. 주민등록번호
2.
3. 여권번호
4. 외국인등록번호

[참고]
1. 고유식별 정보 및 민감 정보를 수집·이용하는 경우에는 별도의 동의를 받거나 법령의 명시적인 근거 필요
2. 주민등록번호는 법령의 근거가 있는 경우에만 수집·이용 가능

막대 글자 암호

시공간능력 Lv 6

보기를 보고 아래 도형의 암호를 풀어 빈 칸에 써 주세요.

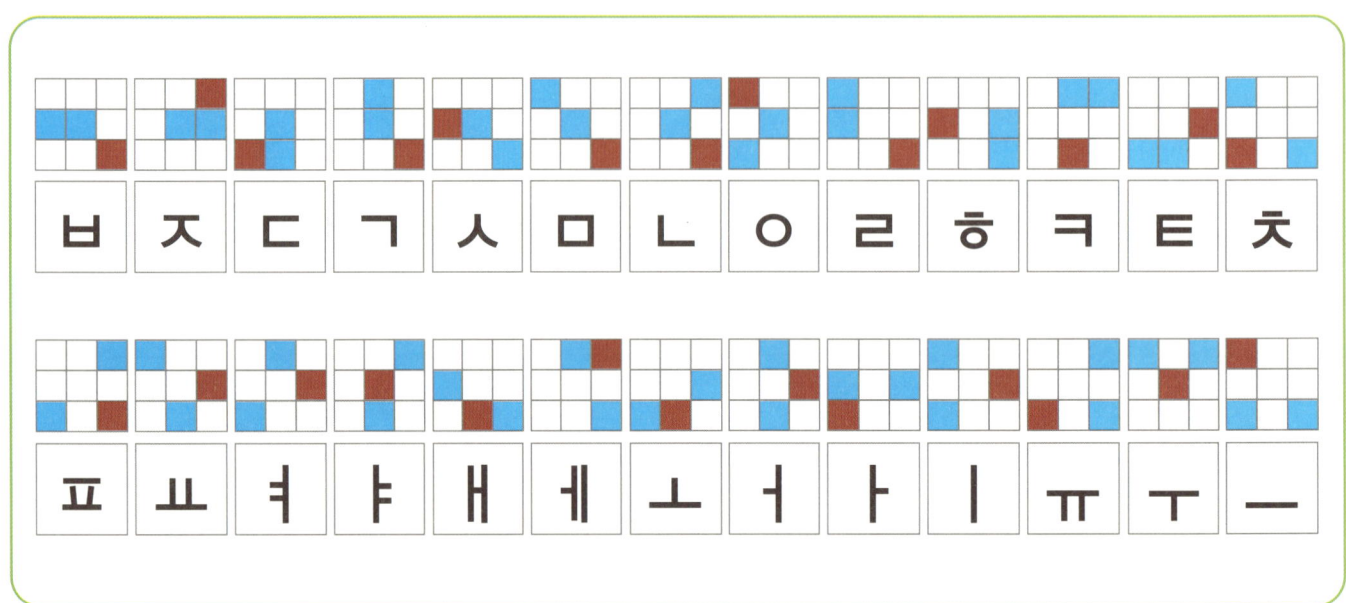

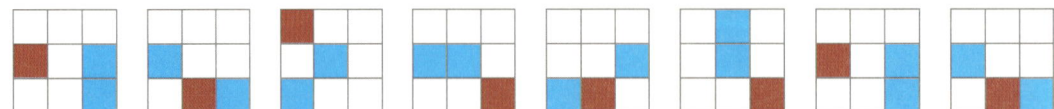

반찬 가게

계산능력 Lv 6

반찬 가게에서 반찬을 구매하려고 합니다. 아래 반찬 구매 시 총 결제금액을 적어 주세요.

종류	중량(g)	가격(원)
오이무침	150	5,500
소고기볶음	150	6,300
닭볶음탕	600	11,900
장조림	200	4,900
더덕무침	300	8,500
가지볶음	200	6,500

구 분	구매내역	결제가격(원)
1	오이무침 300g 더덕무침 600g	

생활용품

언어능력 Lv 6

관련 없는 것에 ○ 표시하고 이름을 써 주세요.

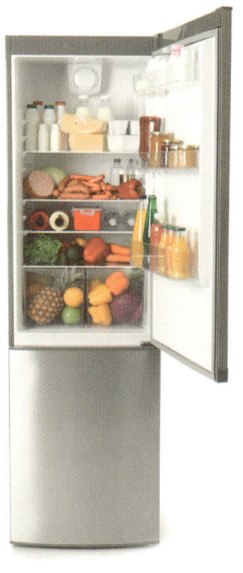 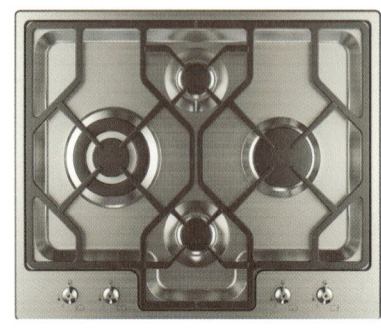 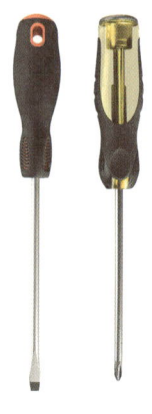

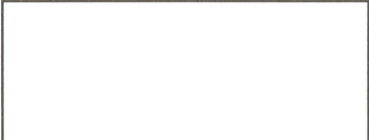 

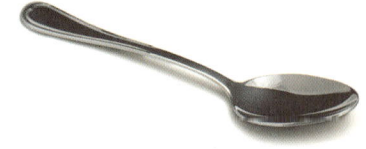 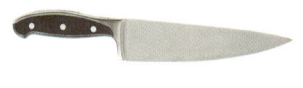 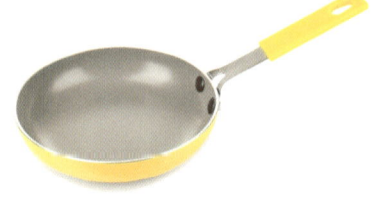

같은 색 글자 찾기 주의력 Lv 6

'글자 의미'와 '글자 색'이 같은 것을 찾아 주세요.

노랑	빨강	파랑	주황
빨강	파랑	빨강	초록
주황	초록	파랑	초록
파랑	파랑	노랑	파랑
파랑	초록	빨강	주황
빨강	초록	노랑	초록
파랑	빨강	파랑	빨강
파랑	파랑	파랑	주황

도형 숫자

수행기능 Lv 6

아래 도형 계산의 규칙을 찾아 빈 칸에 알맞은 숫자를 적어 주세요.

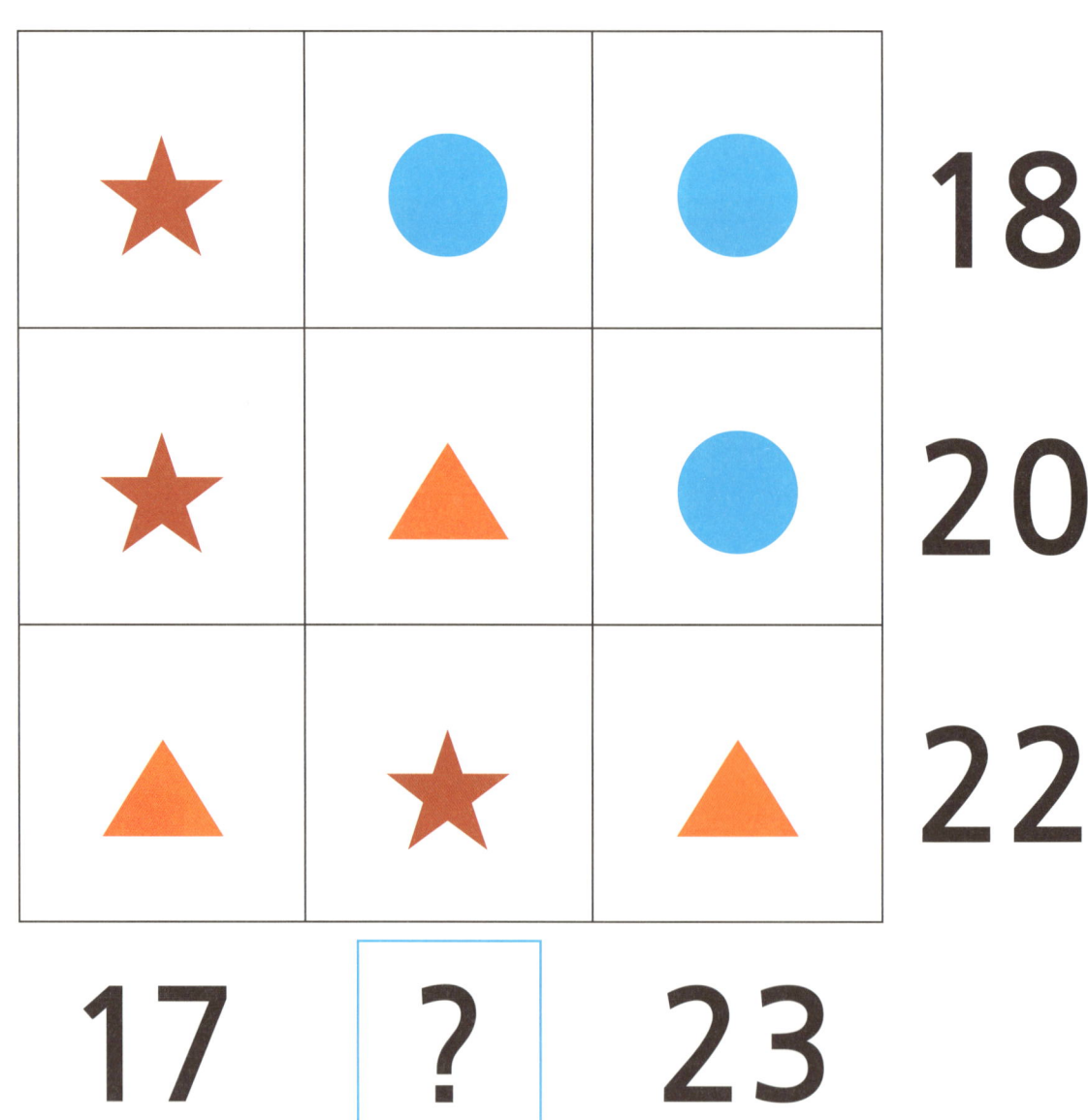

| 빈 칸에 들어갈 숫자는 무엇일까요? | |

☐☐☐☐년 ☐☐월 ☐☐일 ☐요일

12일차

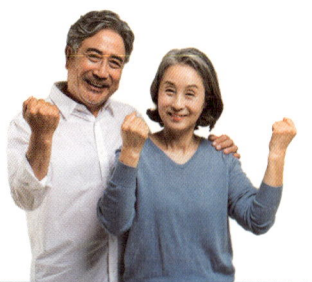

나의 다짐	오늘의 목표, 하고 싶은 일, 계획 등을 적어 주세요.

선생님께 부탁드리는 내용(보호자 작성)

민감정보

기억력 Lv 6

아래는 개인정보 중 민감정보의 종류입니다.
빈 칸을 채워 주세요.

민감정보

종류	수집 조건
사상·신념	별도의 동의
정치적 견해	별도의 동의
건강 정보	별도의 동의
성생활 정보	별도의 동의
유전 정보	별도의 동의
범죄경력자료	별도의 동의

*20초간 내용을 본 후 위의 내용을 가리고 5초 후 진행해 주세요.

민감정보

1. 사상·신념
2.
3. 건강 정보
4. 성생활 정보
5. 유전 정보
6. 범죄경력자료

글자 반사하기

시공간능력 Lv 6

아래 글자가 거울에 반사되어 변하는 모양을 빈 칸에 그려 주세요.

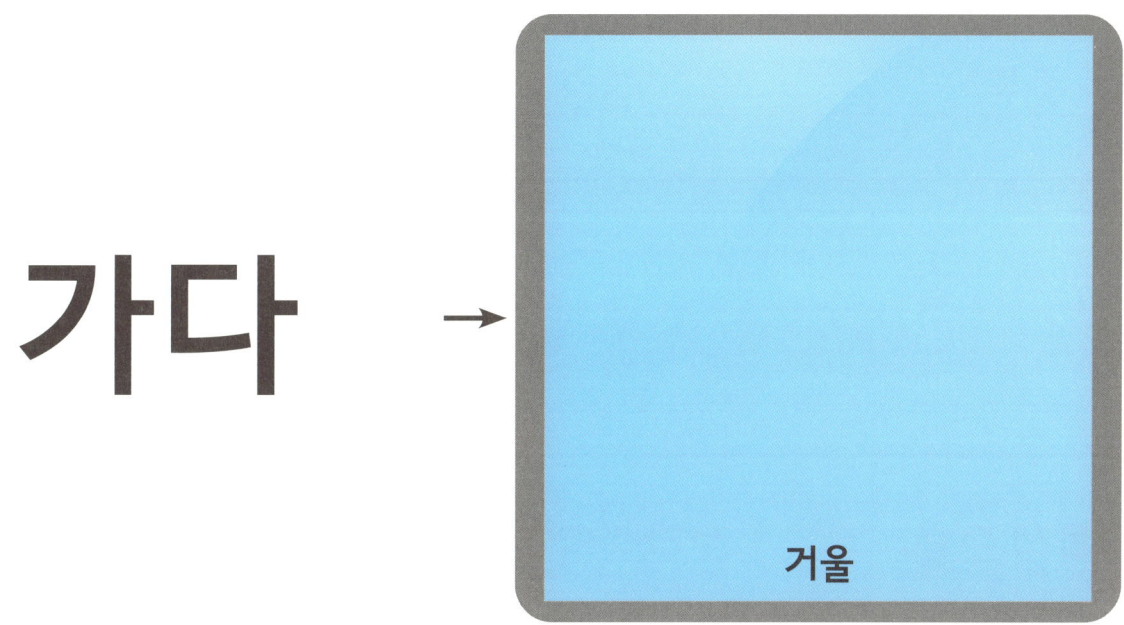

구슬 숫자 파악하기

계산능력 Lv 6

아래 설명을 보고 빈 칸에 각 구슬의 갯수를 파악하여 적어 주세요.

종류	설명	갯수
노란색 구슬	-	16개
초록색 구슬	보라색의 2배	
파란색 구슬	노란색의 2배	
보라색 구슬	노란색 보다 2개 적음	
빨간색 구슬	파란색에서 보라색을 뺀 것의 2배	

감각 표현

언어능력 Lv 6

알맞은 감각적 표현을 찾아 선으로 연결해 주세요.

- 졸졸졸
- 콸콸콸
- 톡톡톡
- 송송송
- 뚝뚝뚝

샘물이 바위 틈새에서 솟아나는 모양을 표현한 말

샘물이 넘쳐 흐를 때 들리는 소리를 표현한 말

숫자 연결하기 주의력 Lv 6

1~25까지 파란색-보라색 순으로 선으로 연결해 주세요.

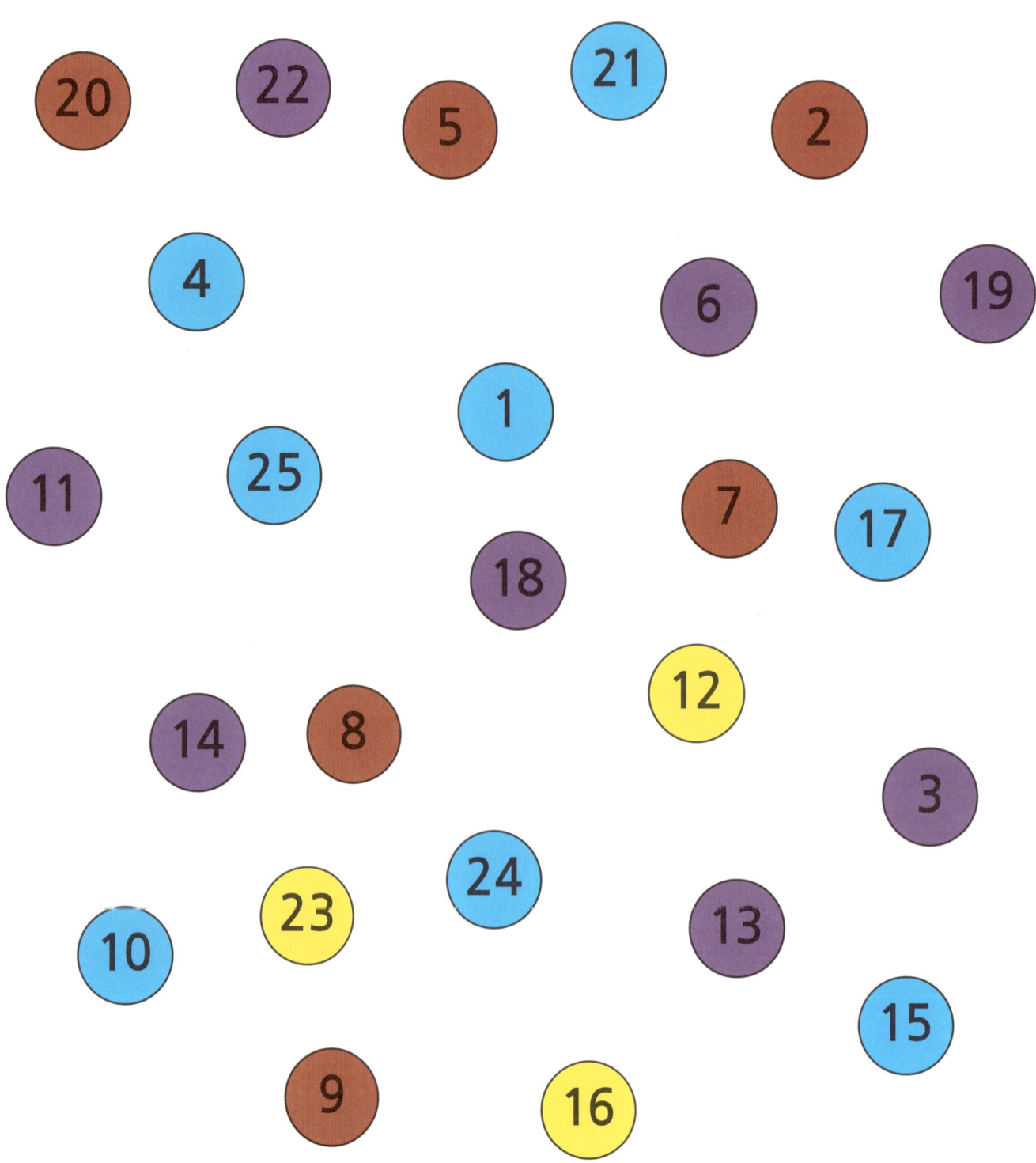

약속 시간 지키기 수행기능 Lv 6

아래 지도에 약속 시간에 맞게 이동 경로를 표시하고 빈 칸을 채워 주세요.

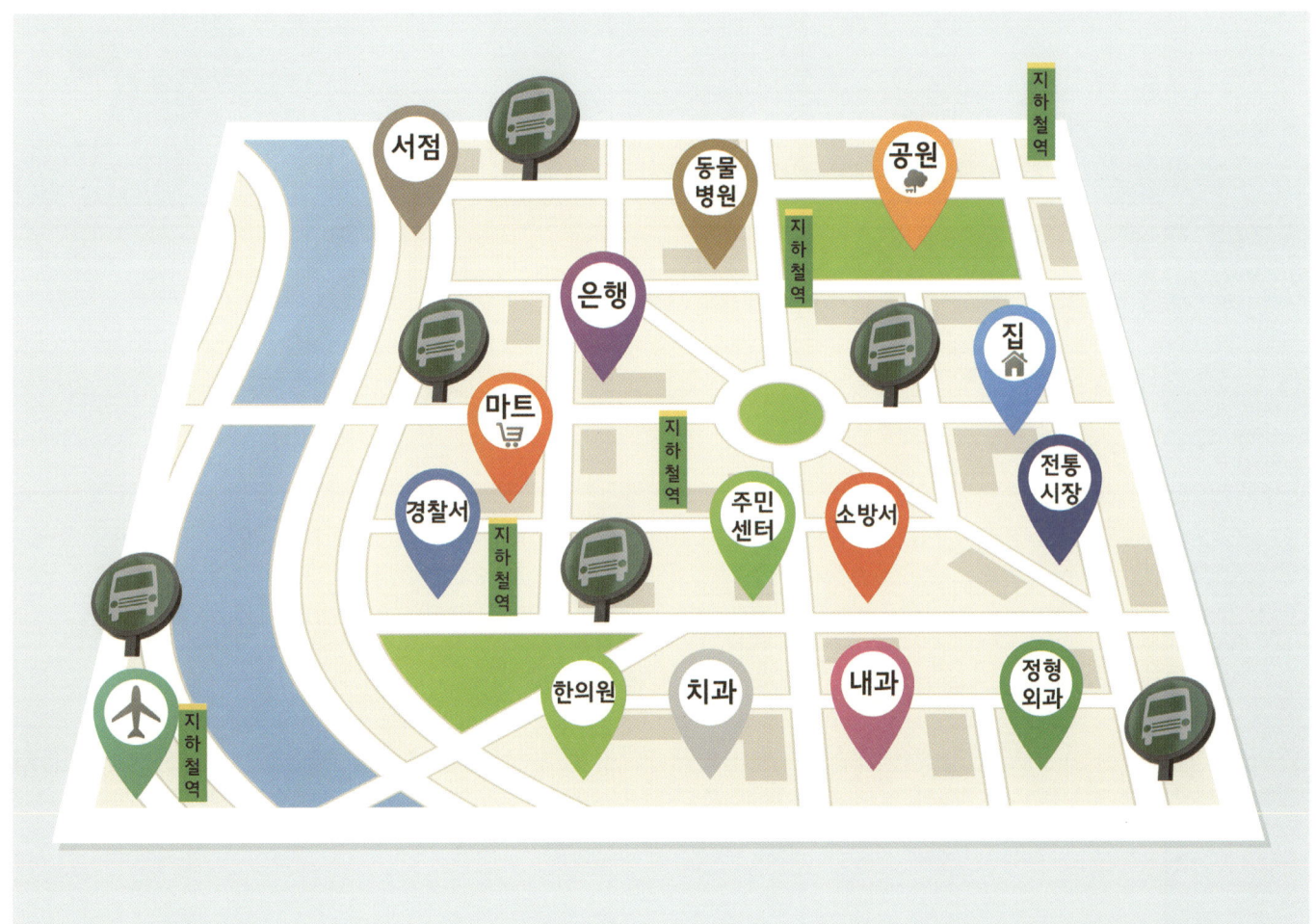

구분	이동경로	집에서 출발 시간
1	집에서 출발	
2	오후12시 동물병원 예약	
3	동물병원 방문 30분 전 공원산책	
4	집에서 공원까지 10분 소요	
5	공원에서 동물병원까지 10분 소요	

☐☐☐☐년 ☐☐월 ☐☐일 ☐요일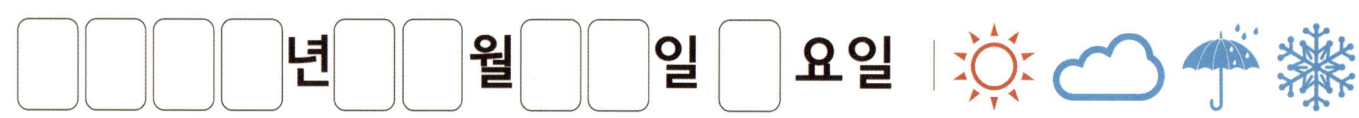

13일차

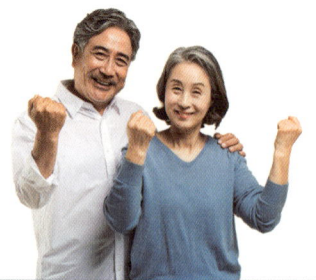

나의 다짐	오늘의 목표, 하고 싶은 일, 계획 등을 적어 주세요.

	선생님께 부탁드리는 내용(보호자 작성)

식품별 유통기한

기억력 Lv 6

식품의 종류별 유통기한을 확인하고 아래 식품의 유통기한을 적어 주세요.

구 분	식품 종류	유통기한
1	우유	10일
2	두부	14일
3	달걀	20일
4	요구르트	10일
5	식빵	3일
6	라면	5개월

＊20초간 내용을 본 후 위의 내용을 가리고 5초 후 진행해 주세요.

구 분	식품종류	유통기한
1	달걀	

유통기한
식품을 소비자에게 판매할 수 있는 기한

버스 노선도

시공간능력 Lv 6

출발정류소와 도착정류소가 아래와 같을 때 타야 할 버스 번호를 적어 주세요.

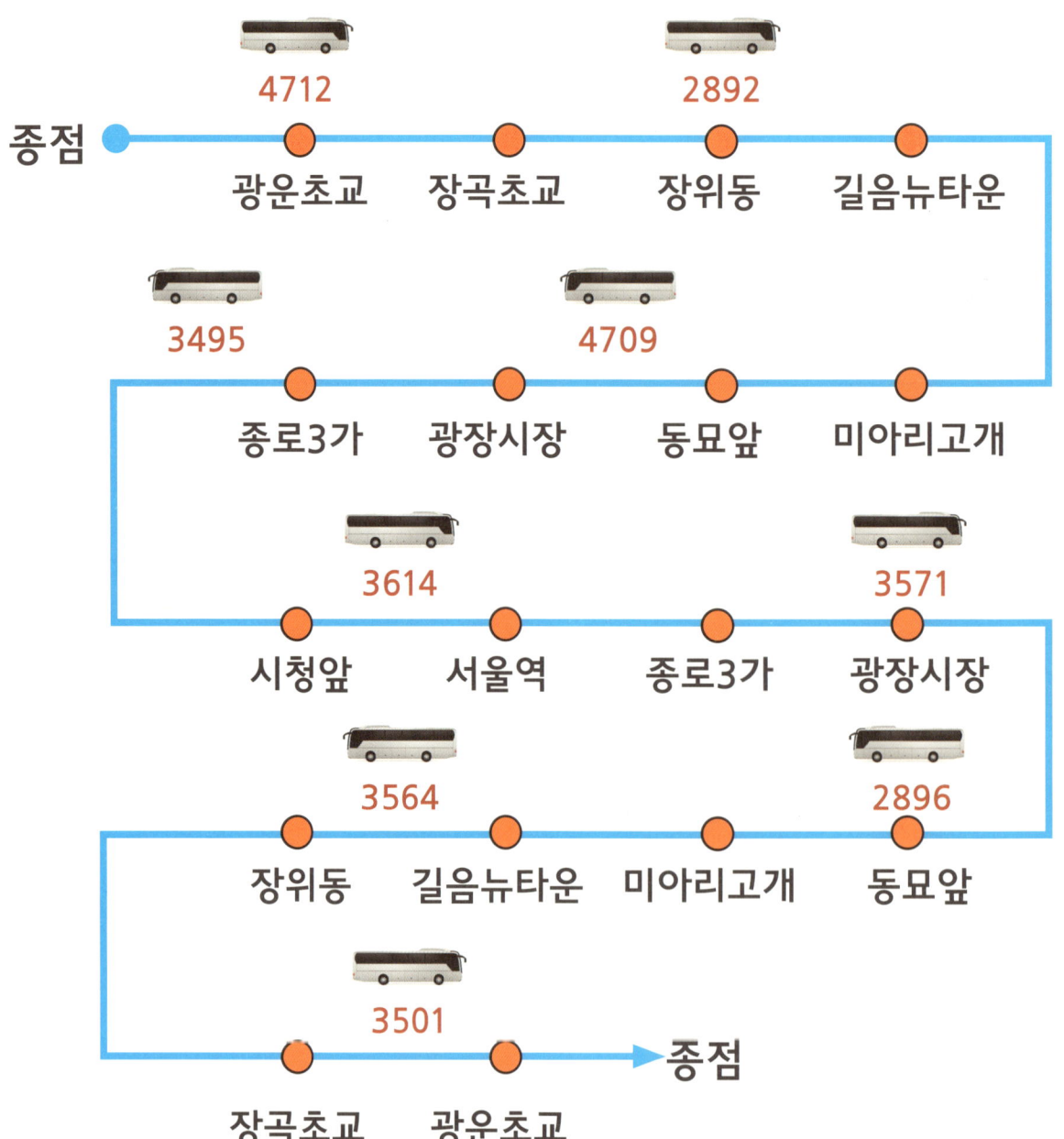

출발정류소	도착정류소	버스번호
광장시장	서울역	

육류 구매

계산능력 Lv 6

육류를 구매하려고 합니다. 아래 단가표를 보고 빈 칸을 채워 주세요.

구 분	고기 종류	100g당 가격(원)
1	생삼겹살	1,800
2	생목살	1.650
3	생앞다리살	800
4	꽃등심	6000
5	채끝등심	6000
6	삼계닭	1,000

구 분	구매내역	결제가격(원)
1	생삼겹살 300g 삼계닭 500g	

의미의 다양성

언어능력 Lv 6

아래 빈 칸에 공통으로 들어갈 단어를 써 주세요.

1. (   )이 어떻게 생겼는지 보세요.

2. 기계가 고장나서 (   ) 좀 봐야 되겠구나.

3. 그 친구 (   ) 좀 봐야 되겠구나.

| 빈 칸에 들어갈 단어는 무엇일까요? | |

다른 색 찾기

주의력 Lv 6

왼쪽과 다른 색을 오른쪽에서 찾아 표시해 주세요.

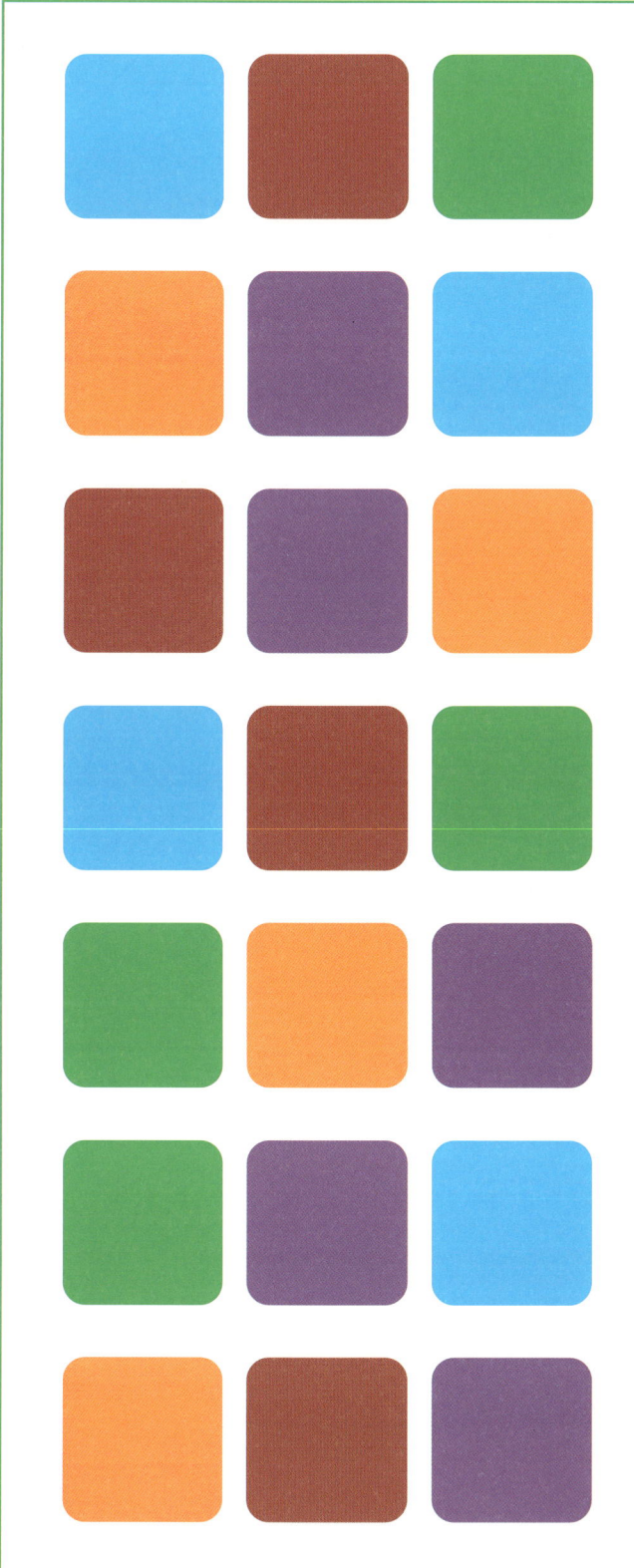
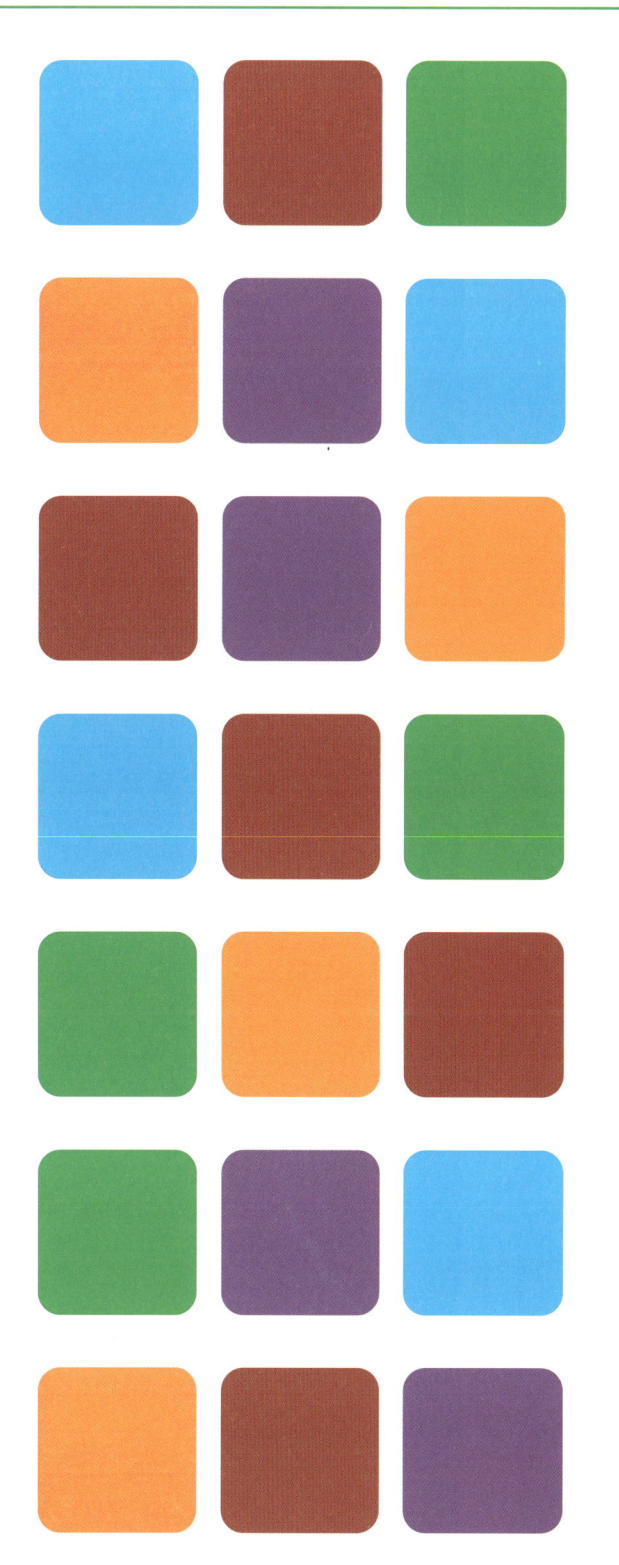

97

물통 채우기

수행기능 Lv 6

왼쪽의 2개의 물통을 이용하여 오른쪽 통에 목표 만큼 물을 채워주세요.

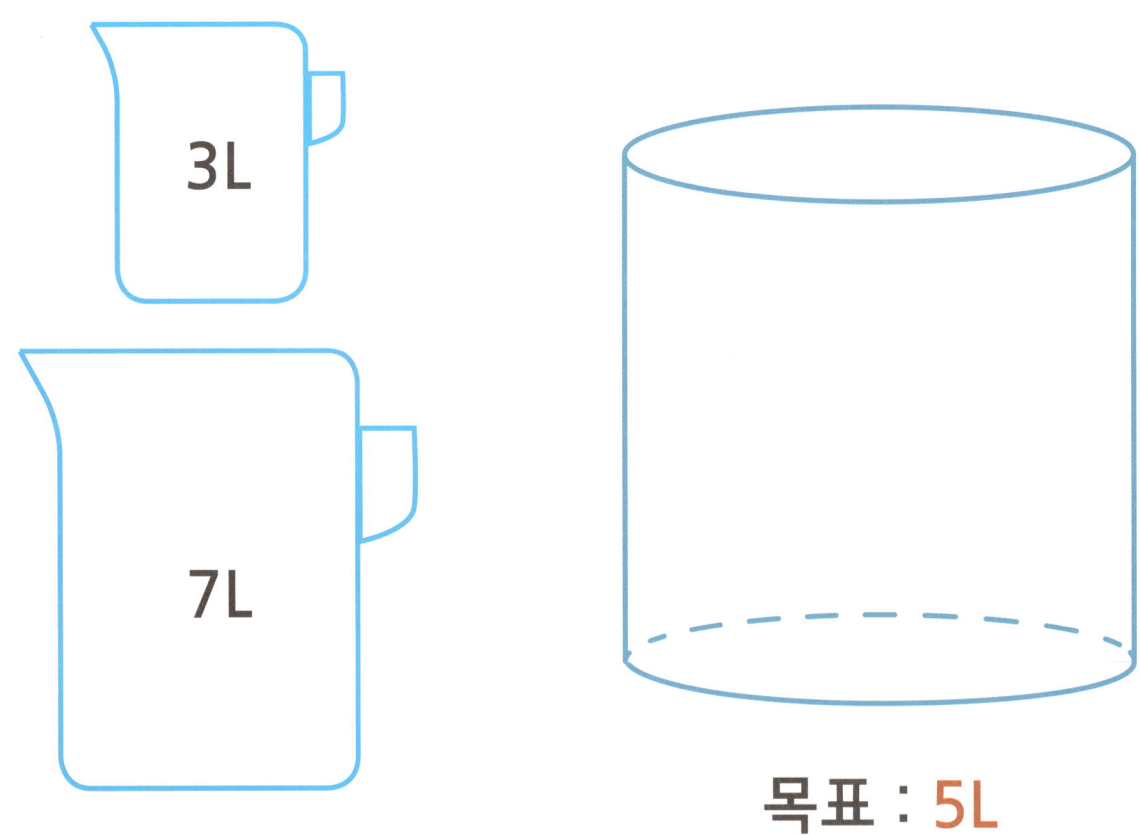

목표 : 5L

5L 채우는 방법

☐☐☐☐년 ☐☐월 ☐☐일 ☐요일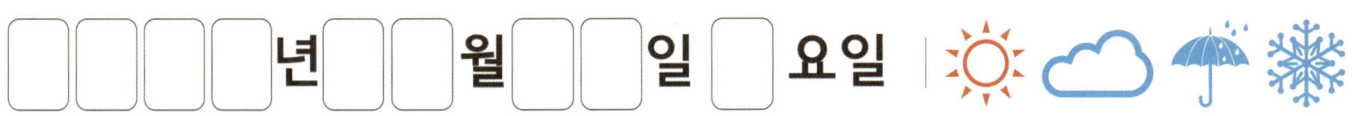

14일차

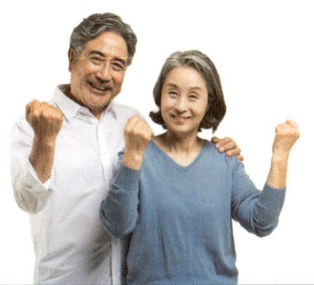

나의 다짐	오늘의 목표, 하고 싶은 일, 계획 등을 적어 주세요.

선생님께 부탁드리는 내용(보호자 작성)

식품별 소비기한

기억력 Lv 6

식품의 종류별 소비기한을 확인하고 아래 식품의 소비기한을 적어 주세요.

구 분	식품 종류	유통기한
1	우유	55일
2	두부	104일
3	달걀	45일
4	요구르트	30일
5	식빵	23일
6	라면	13개월

*20초간 내용을 본 후 위의 내용을 가리고 5초 후 진행해 주세요.

구 분	식품종류	소비기한
1	우유	

소비기한

식품을 섭취해도 건강이나 안전에 이상이 없을 것으로 인정되는 최종 소비 기한

물에 비친 막대

막대가 물에 비친 모양을 색칠해 주세요.

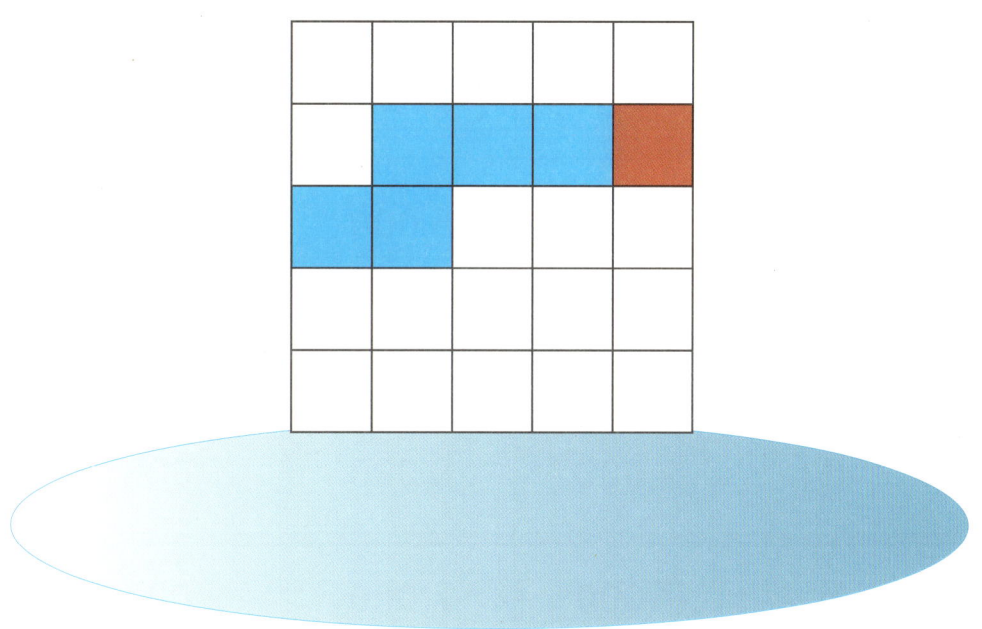

영화관 관람

계산능력 Lv 6

영화를 관람하려고 합니다. 아래 입장인원의 입장료를 적어 주세요.

구분	상영시간	성인	청소년	시니어 (65세 이상)	장애인
평일 (월~목)	조조	6,000	6,000	5,000	5,000
	일반	7,000	7,000	5,000	5,000
	프라임	9,000	8,000	5,000	5,000
	심야	7,000	7,000	5,000	5,000
주말 공휴일 (금~일)	조조	7,000	6,000	5,000	5,000
	일반	10,000	8,000	5,000	5,000
	프라임	11,000	9,000	5,000	5,000
	심야	9,000	8,000	5,000	5,000

구 분	구매 내역	결제가격
1	63세 1명, 67세 1명, 청소년 1명 평일 프라임	

가스 안전점검

언어능력 Lv 6

다음은 가정 내 가스안전에 관한 사항입니다.
공통으로 들어갈 단어를 적어 주세요.

1. (   )가 낡거나 손상된 곳이 없는지 확인

2. 비눗물을 (   ) 연결부위 등에 발랐을 때 거품이 일어나지 않는지 확인

| 빈 칸에 들어갈 단어는 무엇일까요? | |

치킨 전단지 주의력 Lv 6

위, 아래 전단지 내용 중 다른 것을 찾아 주세요.

닭 8282 TEL. 02-123-1234

CHICKEN HOF BEER SOJU

CHICKEN

- 오리지날 후라이드 치킨 — ₩1.5
- 오리지날 양념 치킨 — ₩1.6
- 반반 치킨 — ₩1.6
- 후라이드 순살 치킨 — ₩1.6
- 순살 양념 치킨 — ₩1.7
- 간장 치킨 — ₩1.7

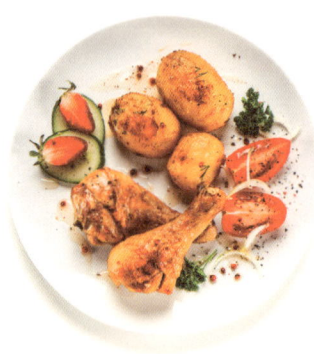
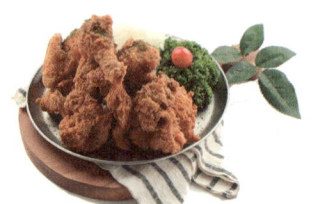

닭 8282 TEL. 02-223-1234

CHICKEN HOF BEER SOJU

CHICKEN

- 오리지날 후라이드 치킨 — ₩1.5
- 오리지날 양념 치킨 — ₩1.6
- 반반 치킨 — ₩1.6
- 후라이드 순살 치킨 — ₩1.6
- 순살 양념 치킨 — ₩1.7
- 간장 치킨 — ₩1.7

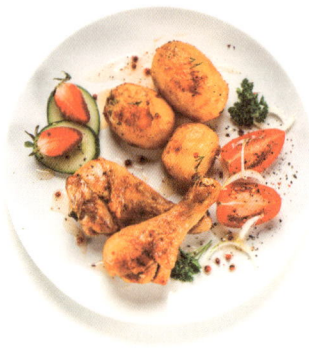
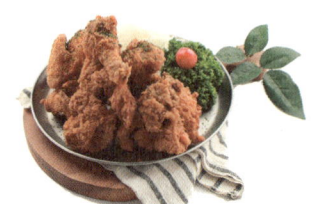

시계 바늘

수행기능
Lv 6

아래 시간 중에 큰 바늘과 작은 바늘이 가장 많이 벌어진 시계는 어느 것일까요?

| 10:15 | 02:20 |
| 05:40 | 11:10 |

시계 바늘이 가장 많이 벌어진 시계는 무엇일까요?	

105

☐☐☐☐년 ☐☐월 ☐☐일 ☐요일

15일차

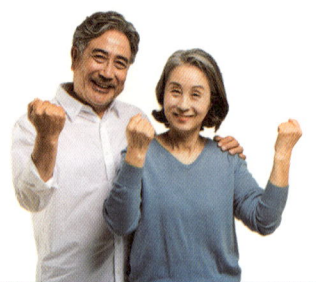

나의 다짐

오늘의 목표, 하고 싶은 일, 계획 등을 적어 주세요.

선생님께 부탁드리는 내용(보호자 작성)

디지털 도어락 열기 기억력 Lv 6

아래 현관 비밀번호를 기억하고, 아래 질문에 답해 주세요.

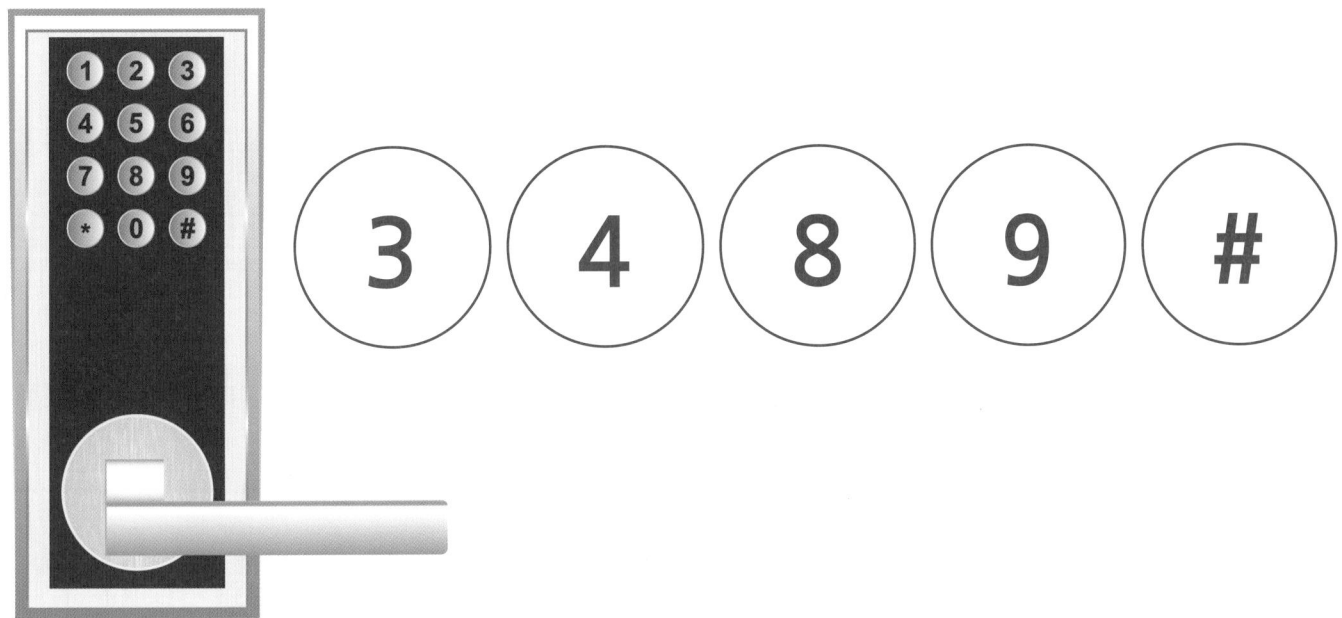

*20초간 내용을 본 후 위의 내용을 가리고 5초 후 진행해 주세요.

비밀번호를
순서대로
연결해 주세요.

옆면 모양 맞추기

시공간능력 Lv 6

아래 그림을 우측면에서 바라본 모양을 찾아 ○표시해 주세요.

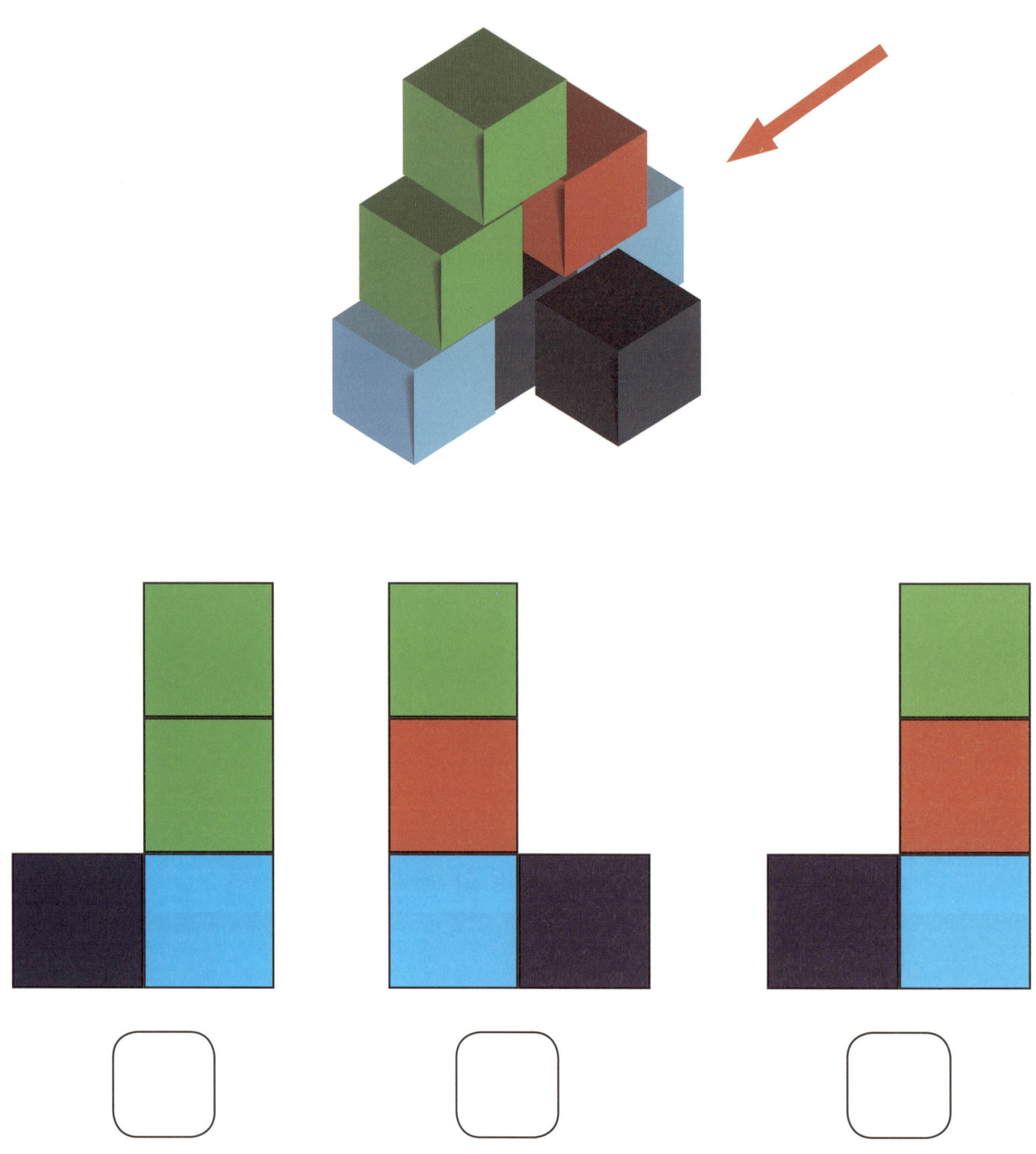

관리비 납입영수증

계산능력 Lv 6

아래 관리비 영수증을 보고 계산을 위해 1,000원 지폐, 100원 동전, 10원 동전이 몇 개씩 필요한지 적어 주세요.

일반관리비	21,630	정화조관리비	370
청소비	12,440	휘트니스사용료	10,000
경비비	22,070	화재보험료	260
승강기유지비	2,190	지능형 홈네트워크	150
수선유지비	7,050	수도료	22,640
음식물처리비	2,690		
승강기전기	1,620		
전기료	31,040		
소계	100,730	소계	33,420

1,000원 지폐		장
100원 동전		개
10원 동전		개

연관 단어

언어능력 Lv 6

다음 단어 뒤에 들어갈 수 있는 말을 찾아 써 주세요.

노란	

노란	예) 우비

같은모양 박스 찾기 주의력 Lv 6

아래 박스와 모양이 같은 박스를 찾아 주세요.

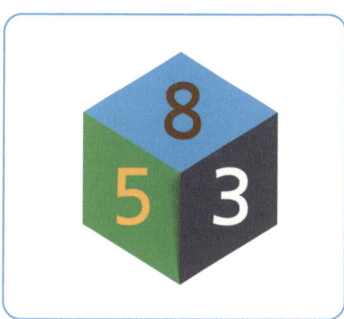

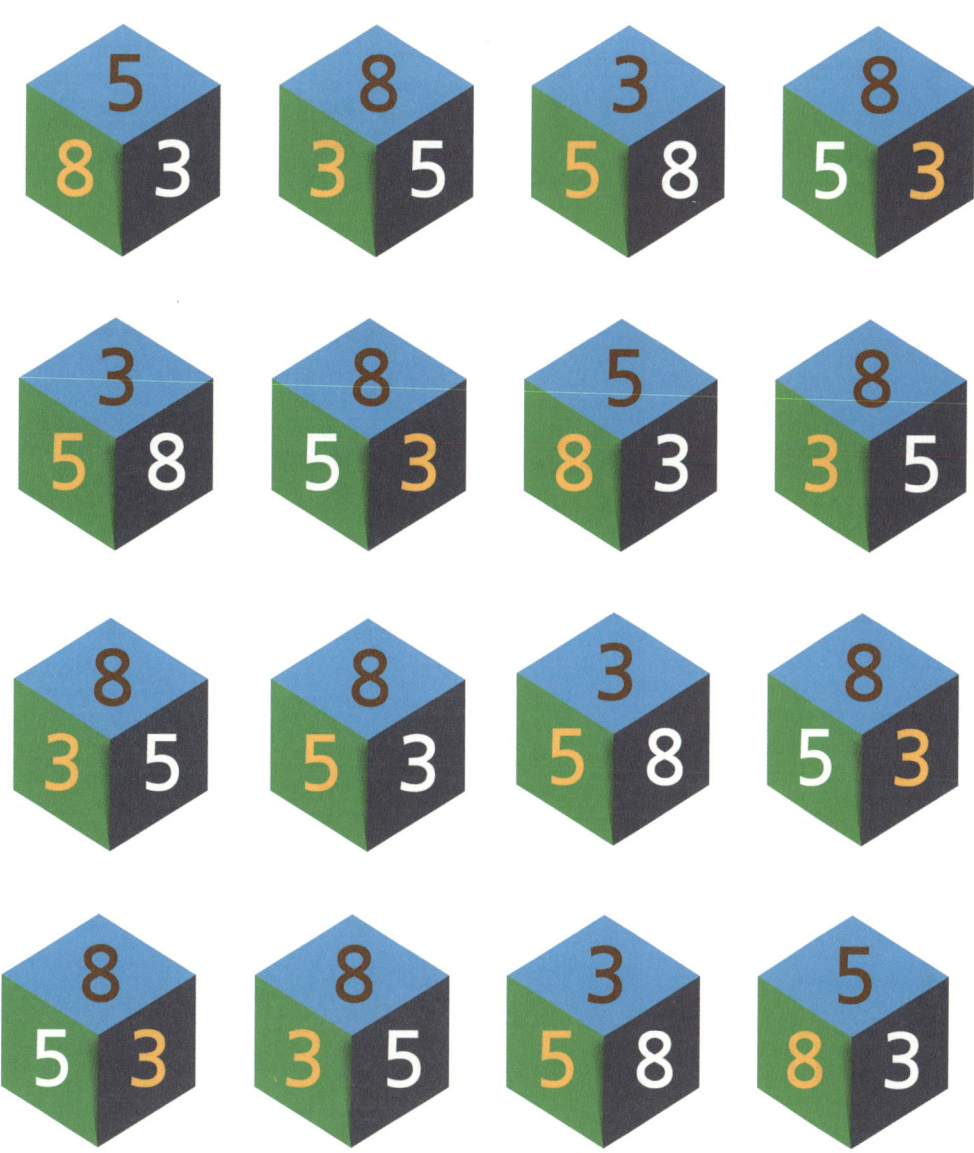

숫자 규칙 찾기

수행기능 Lv 6

아래 숫자에는 규칙이 있습니다. 규칙을 파악하여 빈 칸에 알맞은 숫자를 적어 주세요.

111=13

112=24

113=35

114=46

115=57

문제	정답
119 =	

주간활동점검

평가 Lv 6

이번 주 주요활동에 대해 간단히 적어 주세요.

구분		월			화			수			목			금		
공부하기	인지활동 (학습지, 독서, 일기쓰기)															
걷기 움직이기	설거지, 빨래, 청소, 운동															
규칙적인 식사	하루 3번 식사	아침	점심	저녁	아침	점심	저녁	아침	점심	저녁	아침	점심	저녁	아침	점심	저녁
규칙적인 투약	하루 3번 약 복용	아침	점심	저녁	아침	점심	저녁	아침	점심	저녁	아침	점심	저녁	아침	점심	저녁
개인위생	양치질, 씻기, 옷 갈아입기															
대화	말하기, 듣기, 감사표현															
사회활동	모임, 병원, 약국, 장보기, 은행 등 사회활동															
기억력	자주 쓰는 물건에 대한 기억															
기분상태	전반적인 기분 상태															

* 쓰기가 어려울 경우 ○, △, ✖로 표시해 주세요.

☐☐☐☐년 ☐☐월 ☐☐일 ☐요일

16일차

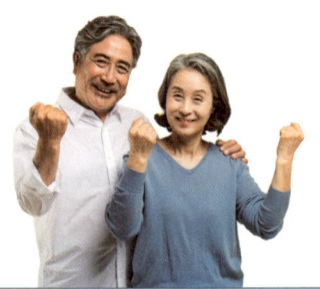

나의 다짐

오늘의 목표, 하고 싶은 일, 계획 등을 적어 주세요.

선생님께 부탁드리는 내용(보호자 작성)

근로장려금 기억력 Lv 6

아래는 근로장려금 지원대상 및 선정기준입니다.
질문에 답해 주세요.

구분	내용		
사업개요	소득이 적은 가구에 가구원 구성과 총 급여액에 따라 근로장려금을 지급하여 근로를 장려함		
신청기간	매년 5월 중 신청 (5월 이후 신청하면 10% 감액)		
신청방법	1. 국세청 홈택스 홈페이지 신청 2. 관할 세무서 방문		
지급기간	매년 9월 중 지급		
장려금 신청요건 (소득)	단독가구	홑벌이가구	맞벌이가구
	4만~2천만원	4만~3천만원	600만~3,600만원

*20초간 내용을 본 후 위의 내용을 가리고 5초 후 진행해 주세요.

질문	답변
홑벌이 가구의 장려금 신청 소득 요건은 무엇인가요?	

같은 모양 찾기 시공간능력 Lv 6

아래 흑백 그림과 같은 모양을 찾아 ○ 표시해 주세요.

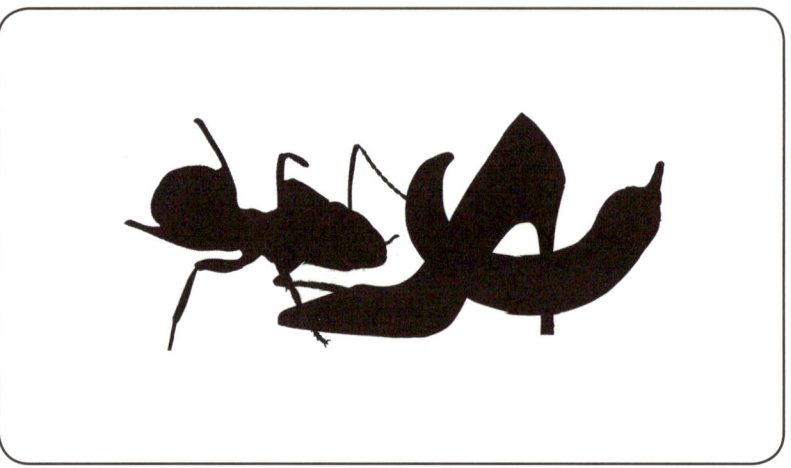

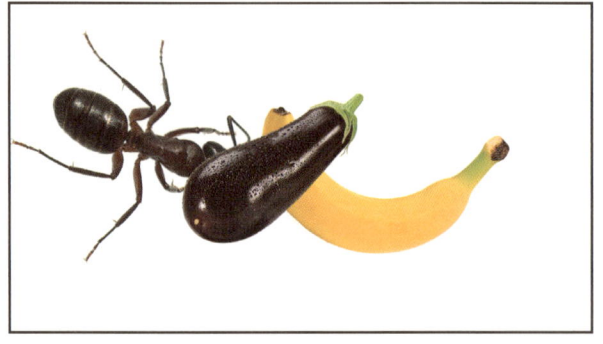
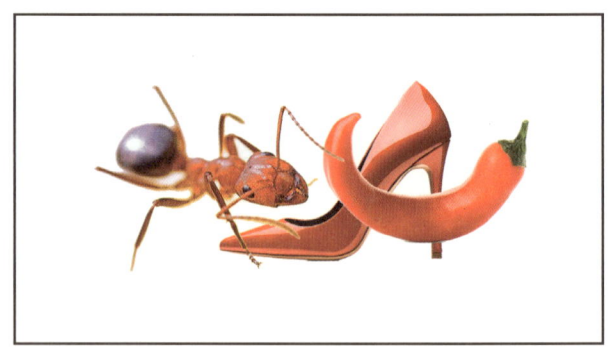
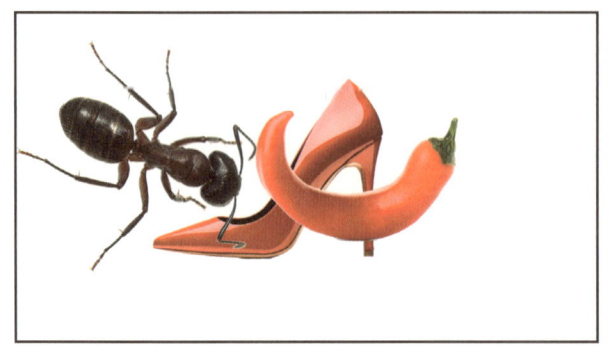
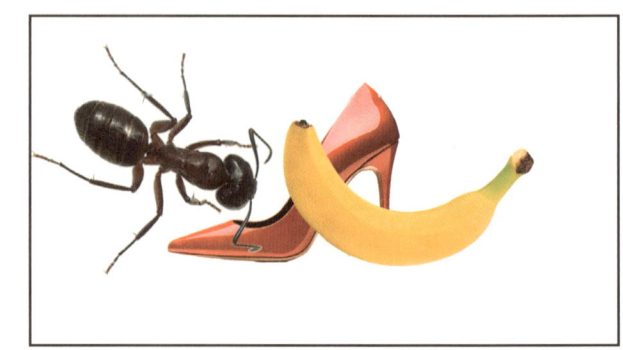

세제 가격 비교

계산능력 Lv 6

아래 세제의 용량, 갯수, 가격표가 있습니다.
아래 질문에 답해 주세요.

세제명	용량(L)	갯수	가격(원)
1	3	1	15,000
2	2	2	16,000
3	2	5	3,6000
4	1	4	28,000
5	3	2	36,000
6	3	3	45,000
7	2.5	2	35,000

질문	답변
1L 당 가격이 가장 저렴한 세제는 무엇인가요?	

심뇌혈관질환 예방수칙

언어능력 Lv 6

아래 내용을 확인하고 빈 칸을 채워 주세요.

1. (   )은 필수
2. 금주하기
3. 음식은 싱겁게 골고루 먹고 채소와 생선 충분히 섭취하기
4. 가능한 매일 30분 이상 운동하기
5. 적정 체중과 허리둘레 유지하기
6. 스트레스 줄이고 즐거운 마음으로 생활하기
7. 정기적으로 혈압, 혈당, 콜레스테롤 측정하기
8. 고혈압, 당뇨병, 이상지질혈증 있다면 꾸준히 치료 및 관리하기
9. 뇌졸중, 심근경색 증상 숙지하고 발생 즉시 병원 가기(주변 병원 미리 파악)

문제	정답
괄호안에 들어갈 단어는 무엇일까요?	

같은 곡식 찾기 주의력 Lv 6

아래 보기와 같은 그림을 찾아 ○ 표시해 주세요.

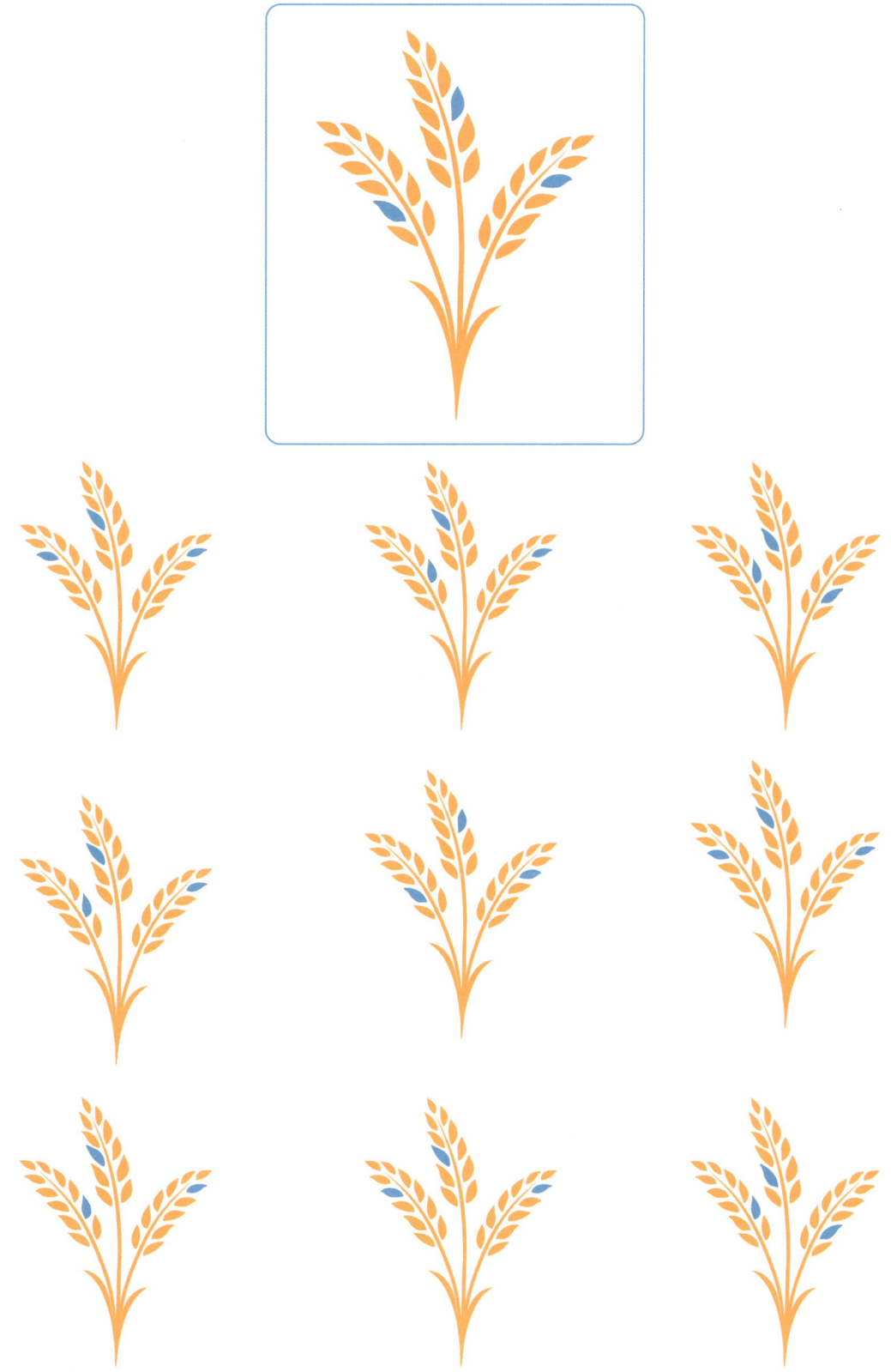

단어 규칙 찾기

수행기능 Lv 6

아래 단어의 공통규칙을 찾아 아래 질문에 답해 주세요.

우리나라 = 0

대한민국 = 3

서울 = 1

대구 = 0

광주광역시 = 4

문제	정답
경상북도= ?	

□□□□ 년 □□ 월 □□ 일 □ 요일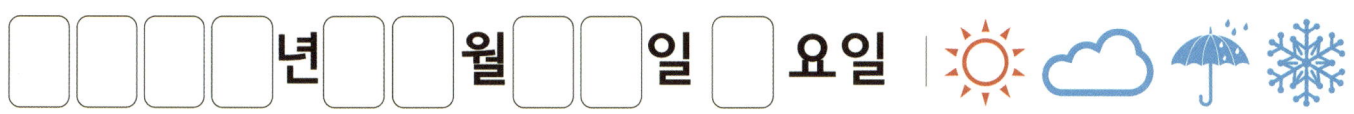

17일차

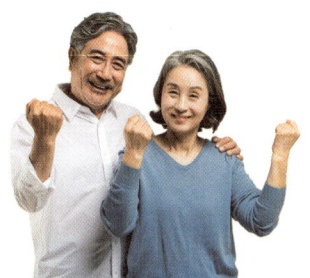

나의 다짐	오늘의 목표, 하고 싶은 일, 계획 등을 적어 주세요.

선생님께 부탁드리는 내용(보호자 작성)

심폐소생술

기억력 Lv 6

아래 내용은 심폐소생술 방법입니다.
질문에 답해 주세요.

단계	방법	비고
1	심정지 및 무호흡 확인	호흡이 있으면 심정지 아님
2	도움 및 119 신고 요청	주변사람에게 신고 요청
3	가슴압박 30회 시행	1분에 100~120회 속도
4	인공호흡 2회 시행	코를 막고 1초 동안 2회
5	가슴압박, 인공호흡 반복	119 인계 시 까지

*20초간 내용을 본 후 위의 내용을 가리고 5초 후 진행해 주세요.

구분	질문	답변
1	심폐소생술 2번째 단계는 무엇인가요?	

거울에 비친 숫자

거울에 비친 숫자를 아래 빈 칸에 그려 주세요.

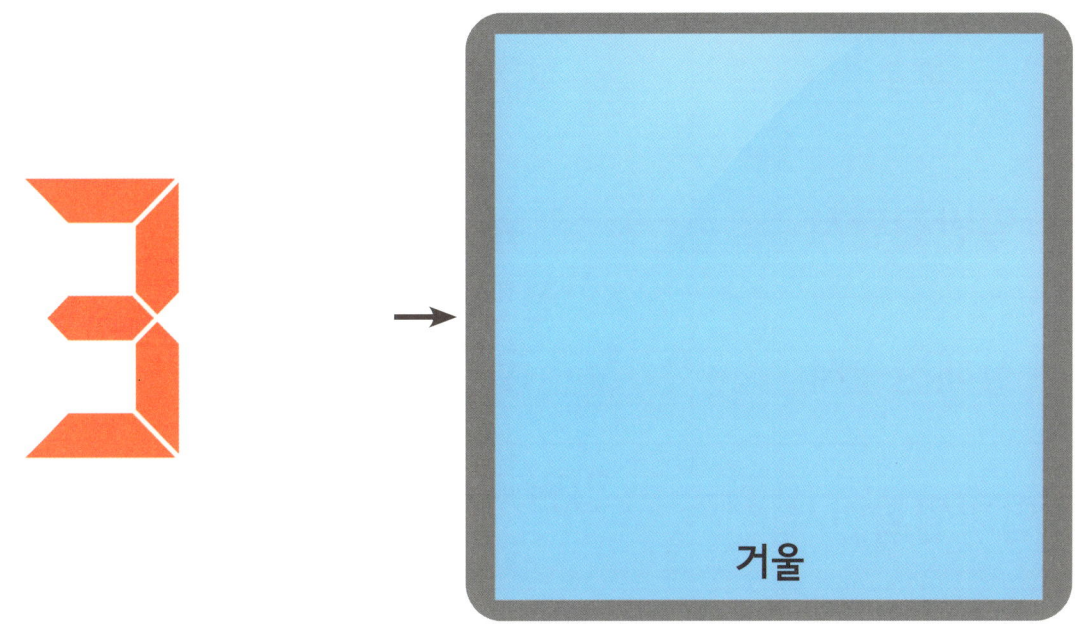

병원 진단서

계산능력 Lv 6

아래 내용은 병원 진단서 발급 비용입니다.
내용을 확인 후 아래 질문에 답해 주세요.

종류	기재사항	비용(원)
일반진단서	병명, 진단소견, 수술명	20,000
상해진단서		100,000(3주 이하) 150,000(3주 이상)
입퇴원확인서	입원,퇴원기간, 병명	3,000
통원확인서	병명, 통원치료기간	3,000
수술확인서	병명,수술명, 수술일	3,000

구분	질문	답변
1	보험 청구를 위해 3주 이상 상해진단서와 통원확인서를 발급하려면 총 얼마를 계산해야 하나요?	

겨울철 건강관리

언어능력 Lv 6

아래 내용은 겨울철 건강관리에 관한 것입니다.
내용을 확인 후 빈 칸을 채워 주세요.

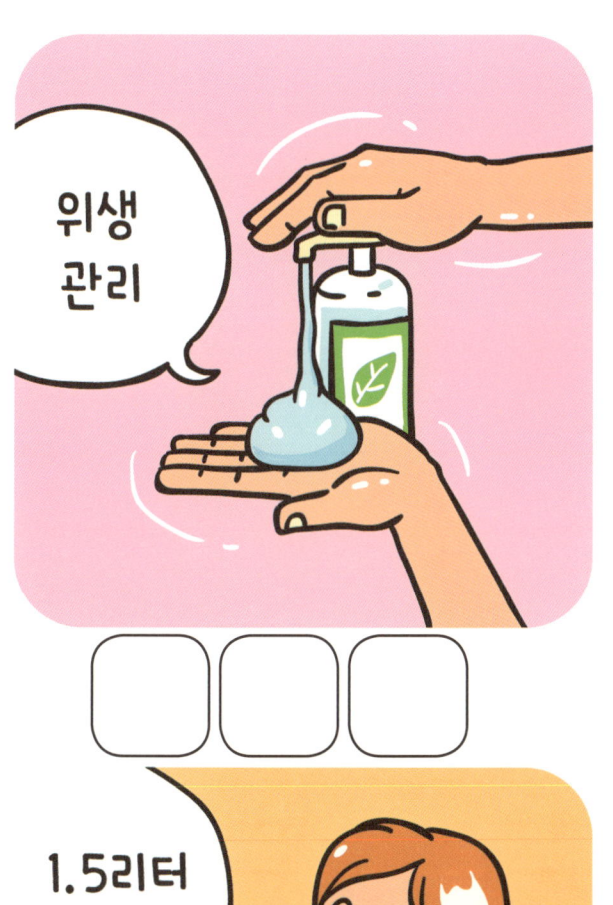

☐☐☐

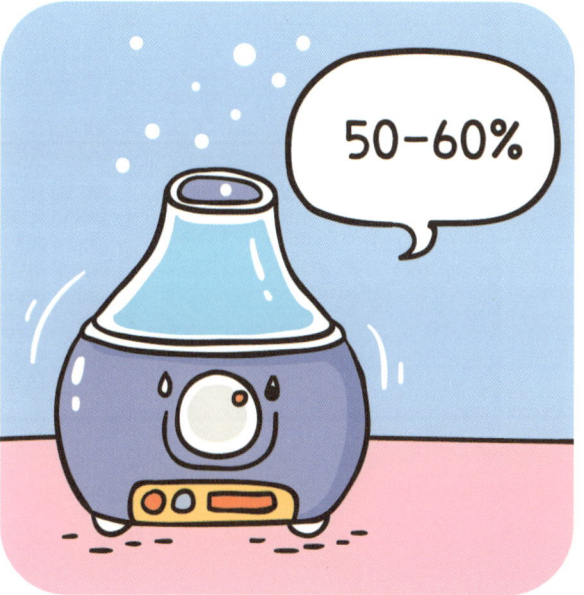

습도 유지

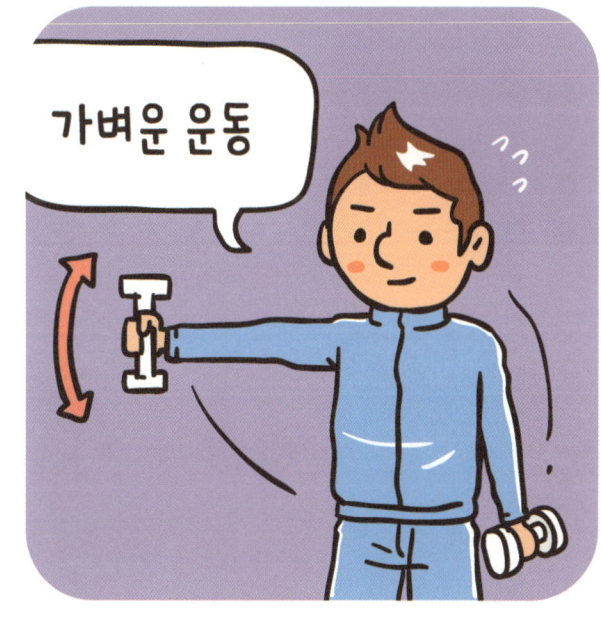

수분 섭취   체온 유지

같은 계산기 찾기

주의력 Lv 6

아래 계산기 중 보기와 같은 것을 찾아 ○표시해 주세요.

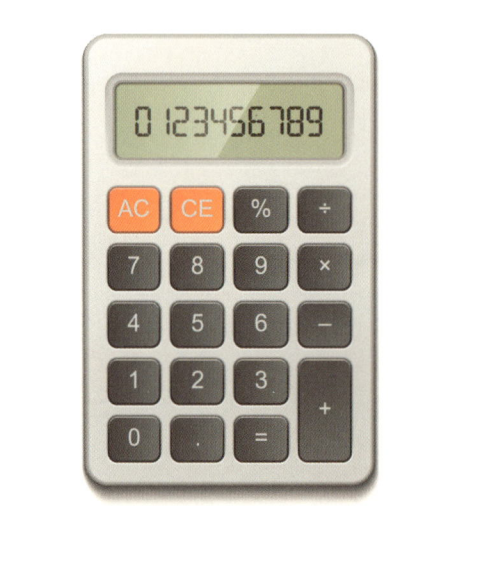

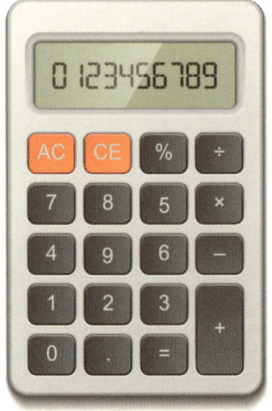 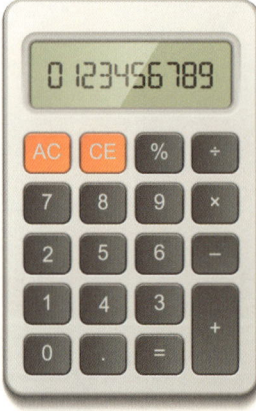 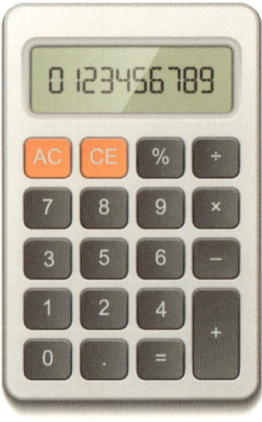

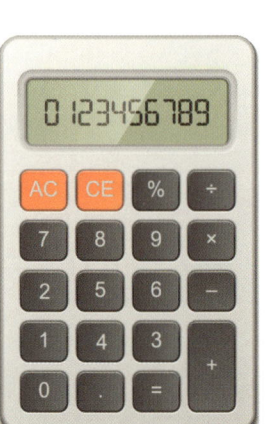 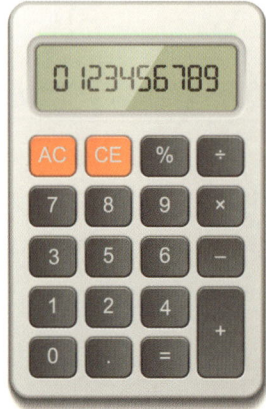 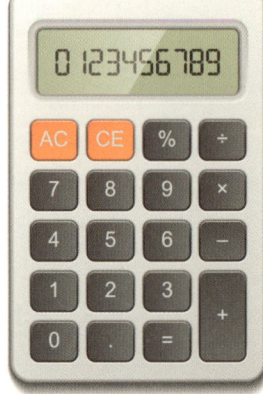

성냥 개비 계산

수행기능 Lv 6

성냥개비 1개를 옮겨서 아래 등식이 성립되게 만들어 보세요.

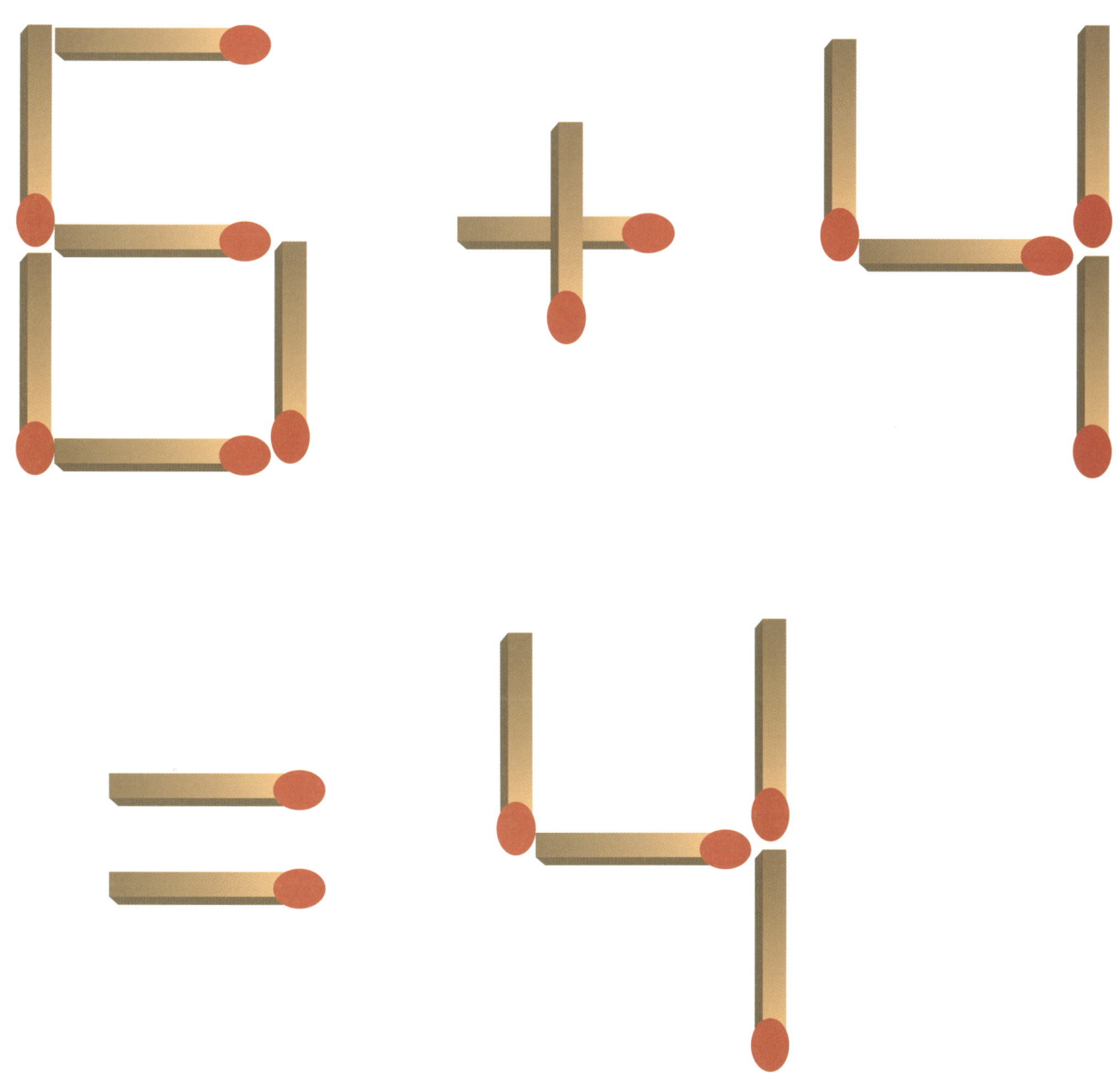

☐☐☐☐년 ☐☐월 ☐☐일 ☐요일

18일차

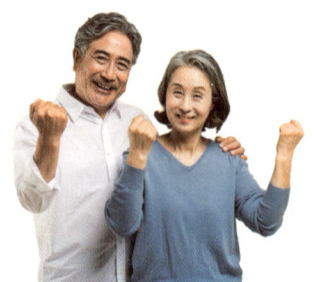

나의 다짐

오늘의 목표, 하고 싶은 일, 계획 등을 적어 주세요.

선생님께 부탁드리는 내용(보호자 작성)

응급상황

기억력 Lv 6

아래는 반드시 119에 연락하여야 하는 응급상황입니다. 내용을 확인하고 빈 칸을 채워 주세요.

응급상황		
기도폐쇄	자살기도	심장질환, 흉통
호흡곤란	분만	의식이 없는 경우
물에 빠졌을 때	마비환자	심한 출혈
심한 화상	중독환자	척추손상
전기 손상	심장마비	경련 환자

*20초간 내용을 본 후 위의 내용을 가리고 5초 후 진행해 주세요.

구분	질문	답변
1	전기로 인한 응급상황을 무엇이라 하나요?	

129

동그라미 그리기

아래 보기와 같은 지점에 동그라미를 그려 주세요.

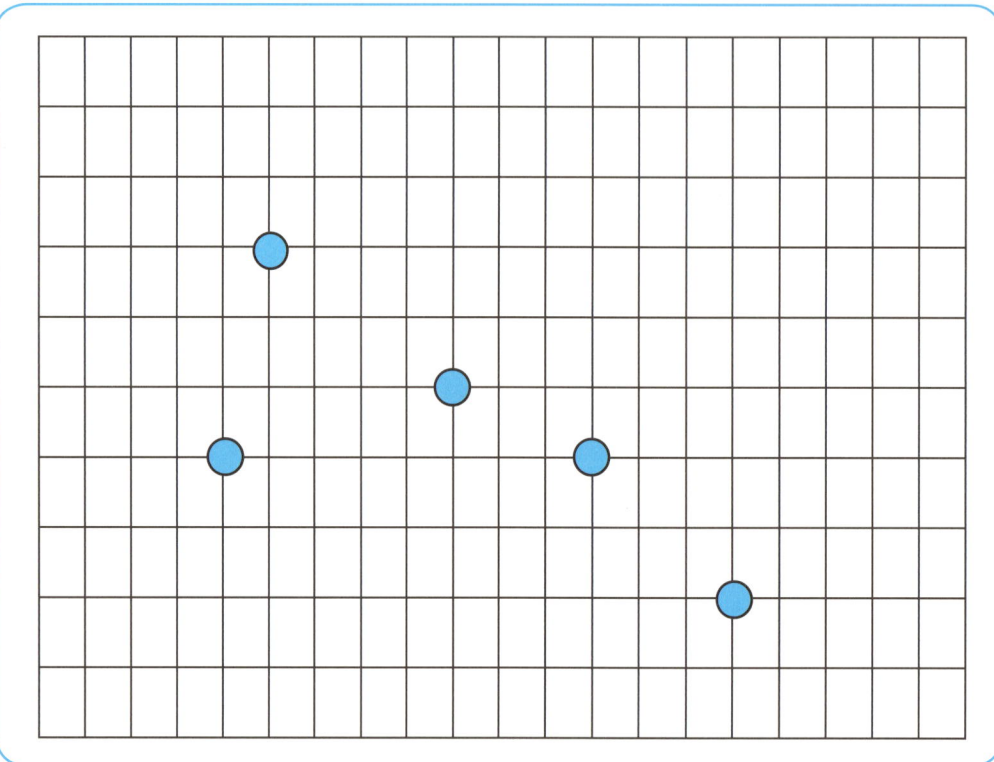

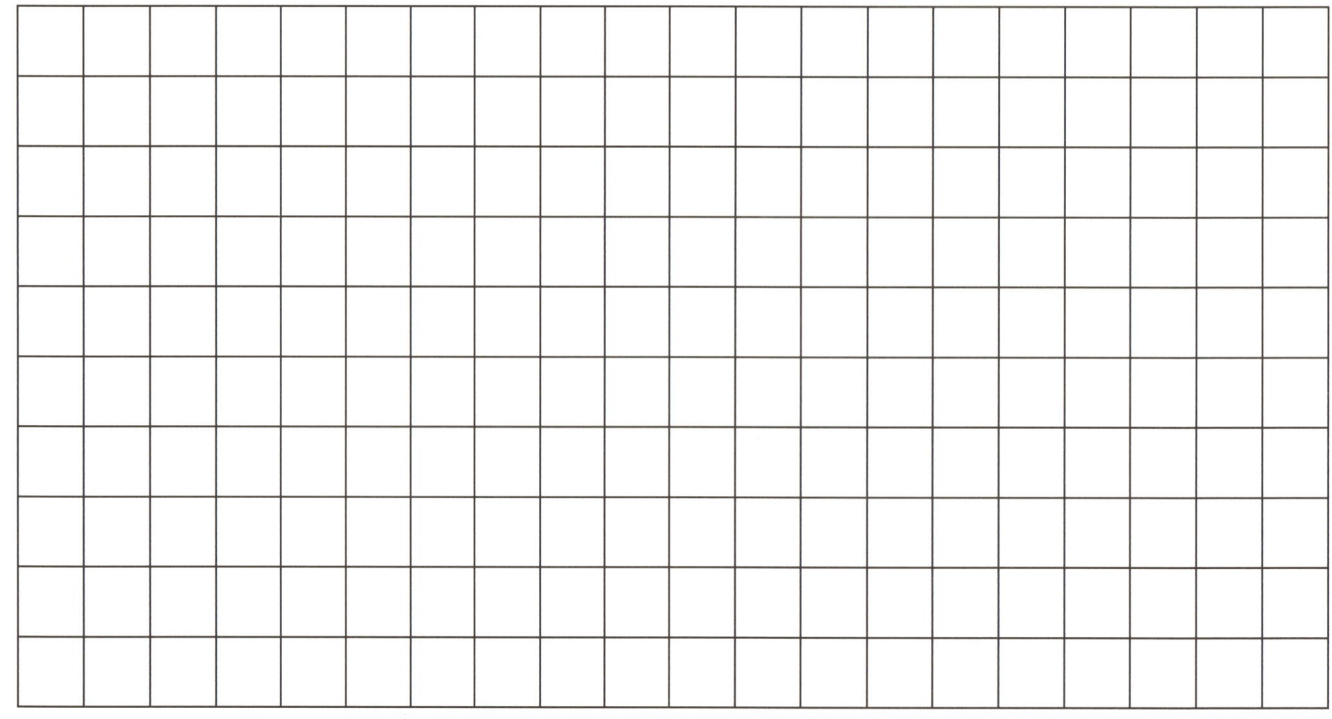

증명서 수수료

계산능력 Lv 6

주민센터에서 발급하는 증명서 수수료 안내입니다.
아래 질문에 답해 주세요.

증명서 종류	무인민원(원)	일반민원(원)
호적등본	-	1,000
호적초본	-	500
주민등록등본	0	200
주민등록초본	200	400
가족관계증명서	500	1,000
토지(임야)대장	400	500

구 분	증명서 발급 종류	수수료
1	호적등본 1통(일반) 주민등록등본 2통(일반) 가족관계증명서 3통(무인)	

겨울철 독감예방

언어능력 Lv 6

아래 내용은 겨울철 독감예방에 관한 것입니다.
내용을 확인 후 빈 칸을 채워 주세요.

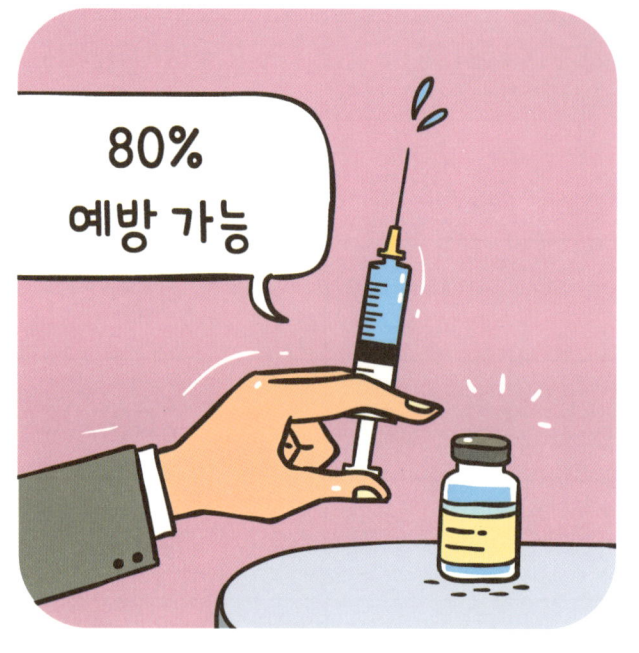

☐☐ 예방접종

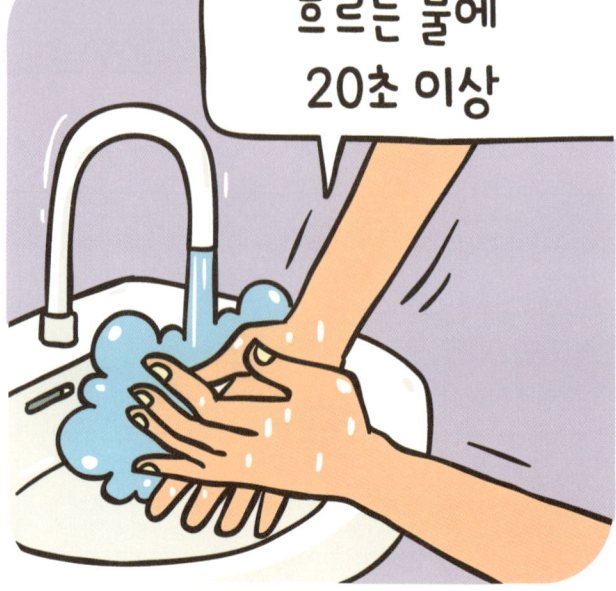

손씻기

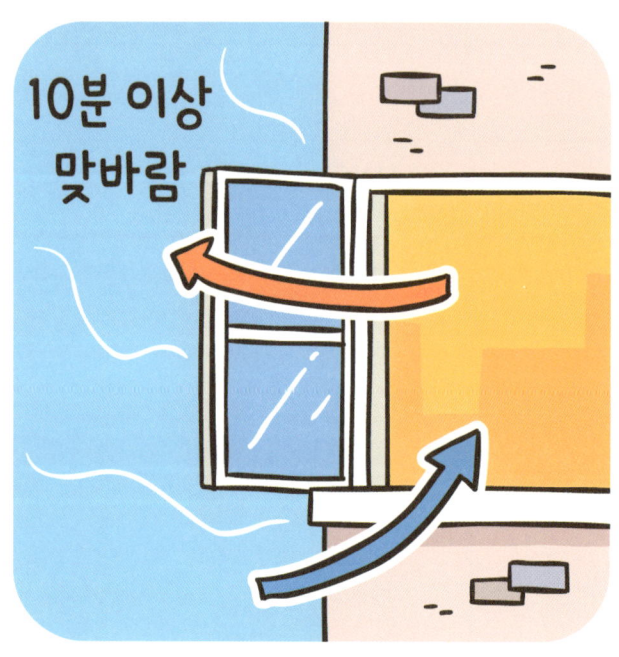

실내환기

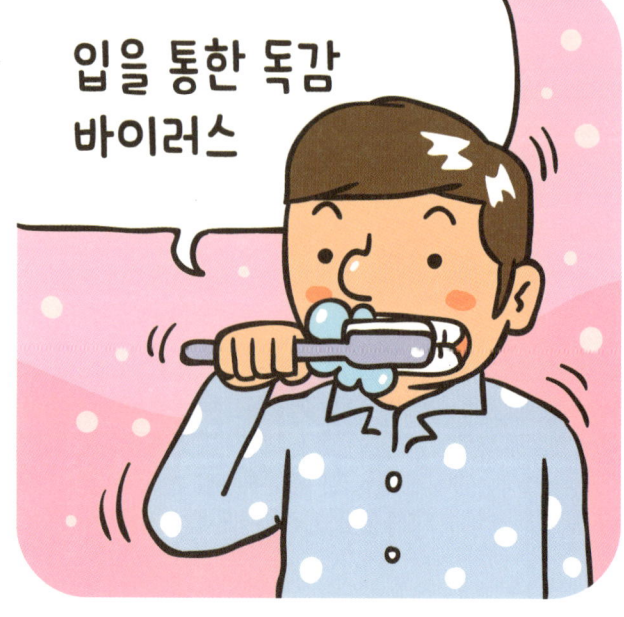

양치질

병원 개업 전단지

주의력 Lv 6

아래는 정형외과 개업 전단지입니다. 위, 아래 내용 중 다른 것을 찾아 ○ 표시해 주세요.

1월 5일 금요일 진료를 시작합니다.

진료과목 정형외과 | 통증의학과 | 신경외과 | 재활의학과

척추 관절 통증 클리닉

골다공증 검사 및 치료
연골주사 증식치료, 수액 주사 치료
도수 치료
수술 후 통증 증후군 치료
골절, 연부 조직 손상 치료

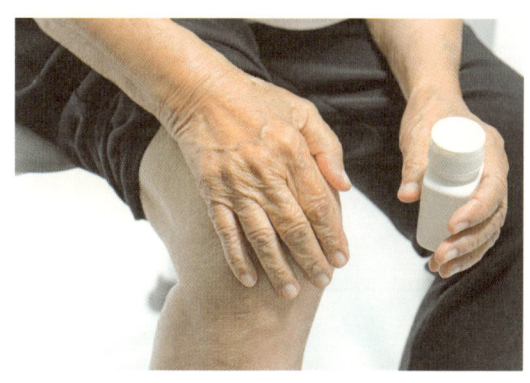

진료시간 평일 am 09:00 ~ pm 07:00 (토요일 am 09:00 ~ pm 02:00)

1월 5일 금요일 진료를 시작합니다.

진료과목 정형외과 | 통증의학과 | 흉부외과 | 재활의학과

척추 관절 통증 클리닉

골다공증 검사 및 치료
연골주사 증식치료, 수액 주사 치료
도수 치료
수술 후 통증 증후군 치료
골절, 연부 조직 손상 치료

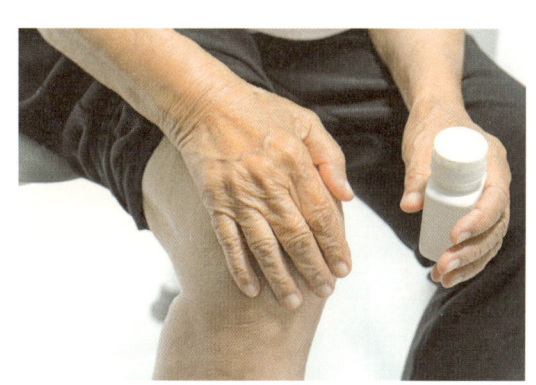

진료시간 평일 am 09:00 ~ pm 07:00 (토요일 am 09:00 ~ pm 02:00)

숫자 채우기

수행기능
Lv 6

아래 노란색 박스에 1부터 15까지 1씩 숫자가 증가하여 연결되도록 숫자를 채워 주세요.

보기

2	3	4	5
1		7	6

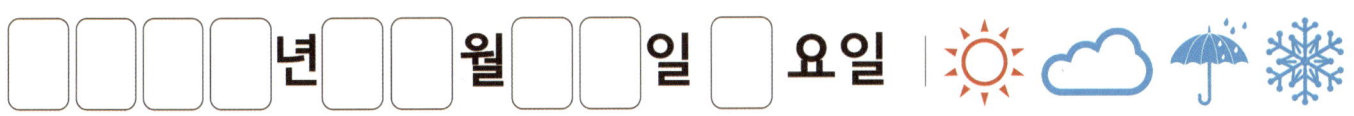

19일차

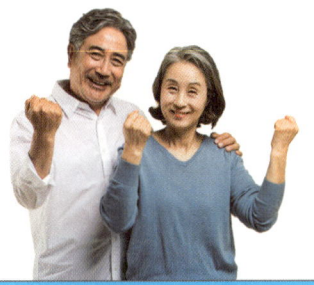

나의 다짐	오늘의 목표, 하고 싶은 일, 계획 등을 적어 주세요.

선생님께 부탁드리는 내용(보호자 작성)

소화기 사용법

기억력 Lv 6

아래는 소화기 사용법입니다.
내용을 확인 후 아래 질문에 답해 주세요.

순서	일반 소화기 사용방법	비고
1	소화기를 불이 난 곳으로 옮깁니다.	
2	손잡이 부분의 안전핀을 뽑아 주세요.	
3	바람을 등지고 서서 호스를 불 쪽으로 향하게 합니다.	
4	손잡이를 힘껏 움켜쥐고 빗자루로 쓸듯이 뿌립니다.	
5	1. 소화기는 잘 보이는 곳에 보관 2. 햇빛이나 습기에 노출되지 않도록 보관	보관 방법

*20초간 내용을 본 후 위의 내용을 가리고 5초 후 진행해 주세요.

구분	질문	답변
1	소화기 사용방법의 첫 번째는 무엇인가요?	

화살표 그리기

시공간능력 Lv 6

아래 보기와 같이 화살표를 그려 주세요.

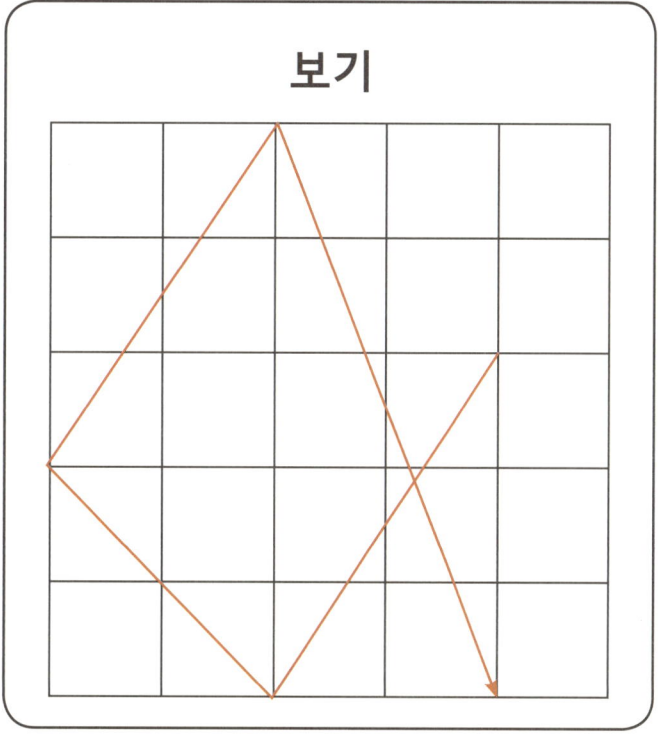

고속버스운행시간표 계산능력 Lv 6

아래 고속버스운행시간표를 보고 질문에 답해 주세요.

요금정보	
등급	요금정보(원)
프리미엄	23,700
우등고속	21,500
일반고속	14,600
심야프리미엄	26,000
심야우등	23,600
심야고속	16,000

시간표		
시간	등급	잔여석
13:00	우등고속	-
14:00	일반고속	-
15:00	프리미엄	23
16:00	우등고속	15
17:00	일반고속	3
18:00	프리미엄	39
19:00	우등고속	25
20:00	일반고속	15
21:00	프리미엄	20
22:00	심야프리미엄	25
23:00	심야우등	30

구분	질문	시간	결제가격
1	14:10에 터미널에 도착했습니다. 5명이 가장 저렴하게 출발하려면 몇시 버스를 타야하며, 결제가격은 얼마인가요?		

가정 내 화재안전

언어능력 Lv 6

다음은 가정 내 화재안전 지침입니다. 내용을 확인 후 아래 질문에 답해 주세요.

구분	가정 내 화재안전 지침
1	거실과 주방 등에 ☐☐☐☐☐가 설치되어 있다.
2	소화기 사용법을 미리 숙지한다.
3	소화기가 가족이 잘 알고있는 장소에 직사광선, 고온다습을 피해 비치되어 있다.
4	매월 소화기의 압력게이지가 '정상(녹색)'을 가리키는지 확인하고, 안전핀 상태와 겉면 부식여부를 확인
5	인화성 물질을 화재 위험이 없는 곳에 별도로 보관

구 분	질문	답변
1	화재 발생 시 자동으로 알려주는 장치입니다. 빈 칸에 들어갈 단어는 무엇일까요?	

틀린 눈금 찾기

주의력 Lv 6

위의 줄자와 다른 눈금을 찾아 아래 줄자에 ○ 표시해 주세요.

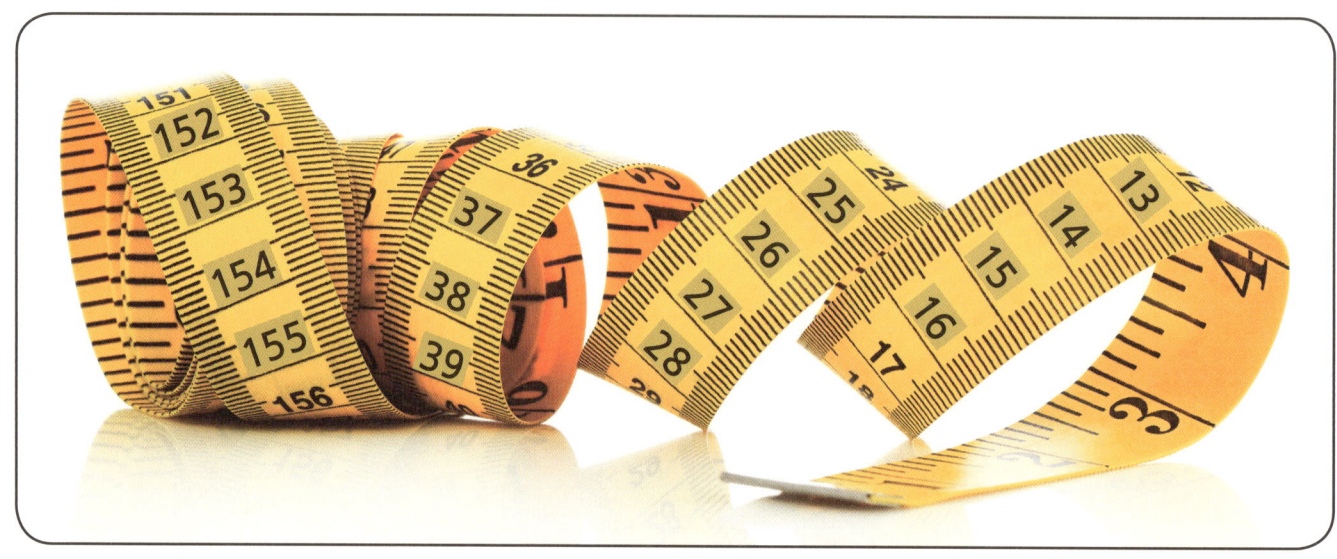

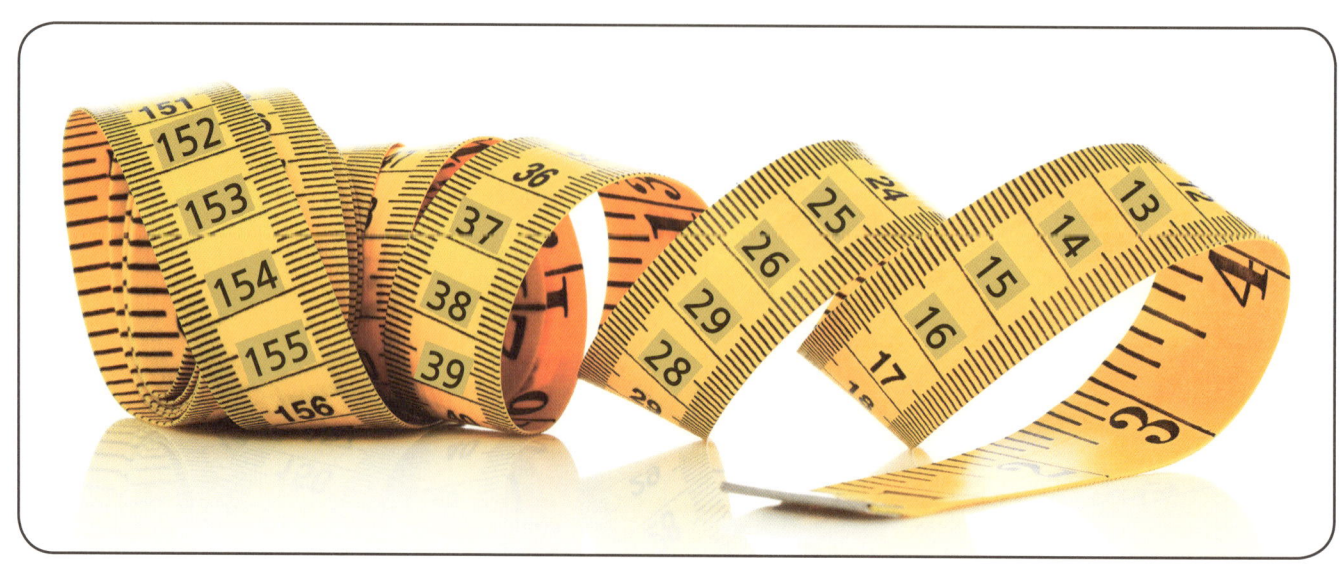

유통기한 확인 수행기능 Lv 6

아래는 식품별 유통기한입니다. 금일 날짜와 제조일자를 확인 후 유통기한이 지난 식품에 ○표시해 주세요.

구 분	식품 종류	유통기한
1	우유	10일
2	두부	14일
3	달걀	20일
4	요구르트	10일
5	식빵	3일
6	라면	5개월

금일 날짜		2020년 12월20일	
구 분	식품 종류	제조일자	유통기한이 지난 식품 표시
1	우유	2020년 12월11일	
2	두부	2020년 12월 3일	
3	달걀	2020년 12월1일	
4	요구르트	2020년 12월11일	
5	식빵	2020년 12월8일	
6	라면	2020년 10월 20일	

☐☐☐☐년 ☐☐월 ☐☐일 ☐요일

20일차

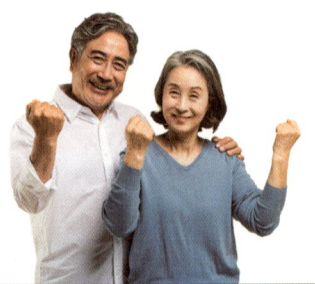

나의 다짐

오늘의 목표, 하고 싶은 일, 계획 등을 적어 주세요.

선생님께 부탁드리는 내용(보호자 작성)

지역사회 서비스 이용 기억력 Lv 6

아래는 지역사회 서비스 이용 방법입니다.
내용을 확인하고 아래 질문에 답해 주세요.

구분	서비스 내용	신청방법
취미, 여가, 교육	맞춤형 평생학습 프로그램 운영	지역 복지관, 평생학습센터
일자리	사회적 도움이 필요한 곳에 일자리 제공	지역 주민센터
치매진단	치매조기검진을 통한 체계적 치료·관리	치매안심센터
맞춤돌봄	일상생활 영위가 어려운 취약노인에게 돌봄서비스 제공	지역 주민센터

*20초간 내용을 본 후 위의 내용을 가리고 5초 후 진행해 주세요.

구분	질문	답변
1	취미, 여가, 교육을 위한 맞춤형 평생학습 프로그램을 신청받는 곳은 어디인가요? (2곳)	

약도 그리기

시공간능력 Lv 6

위의 약도와 똑같이 아래에 그려 주세요.

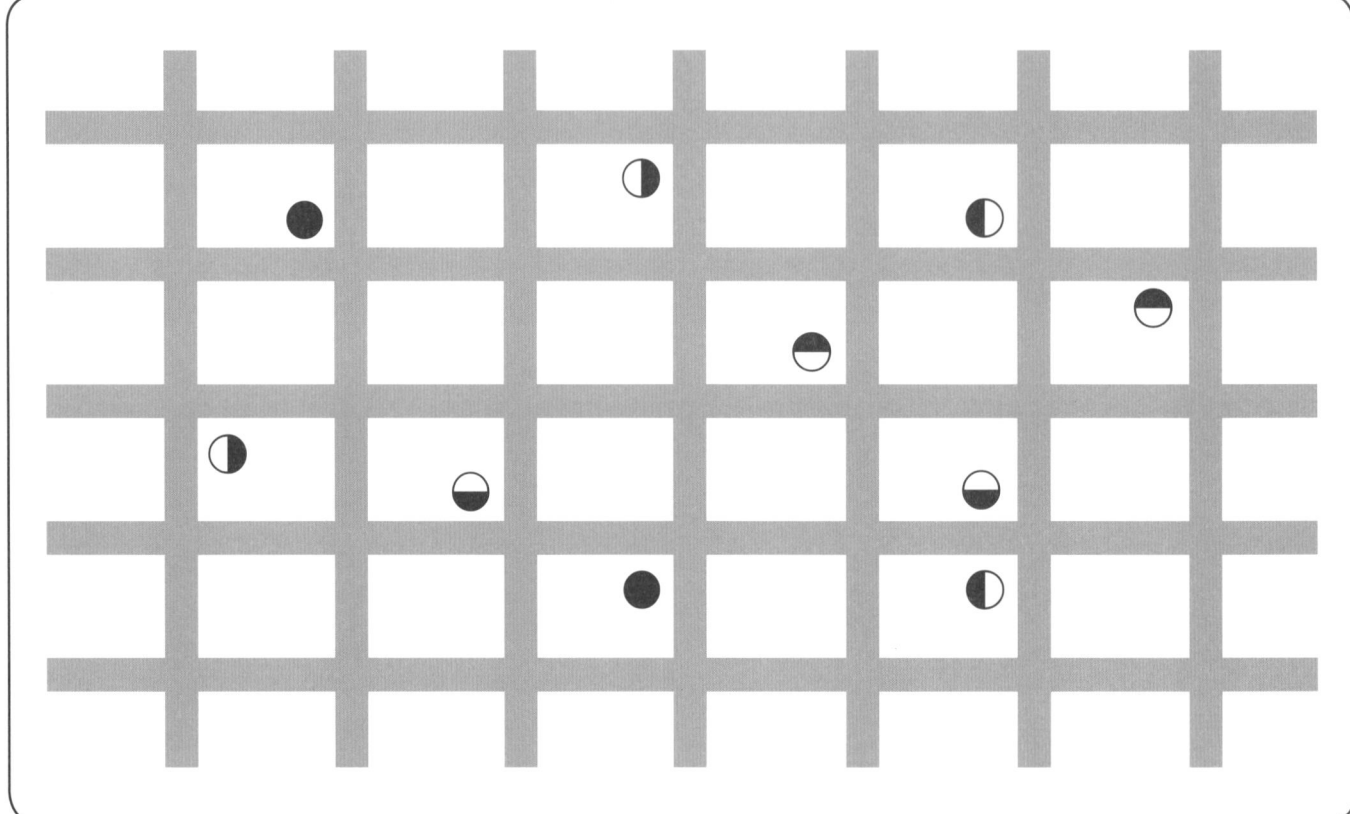

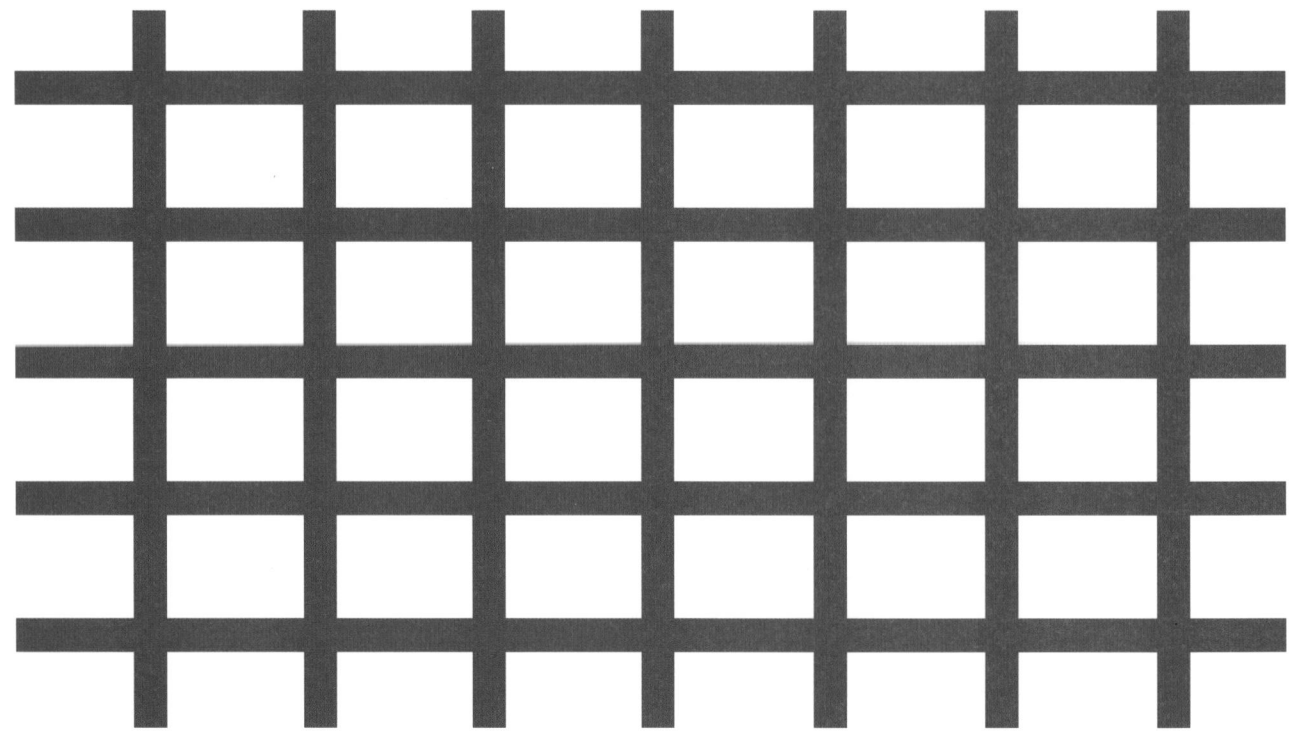

제주도 여행 경비

계산능력 Lv 6

아래는 2박3일 제주도 여행경비 계획입니다.
아래 질문에 답해 주세요.

2인 2박 3일 여행경비		
구분	여행경비(원)	비고
항공권	260,000	
숙박	140,000	
식비		7끼 기준
교통	120,000	
입장료	280,000	
계	1,080,000	

구분	질문	결제가격
1	2박3일간 인당 식비는 얼마인가요?	

145

심폐소생술

언어능력 Lv 6

아래 내용은 심폐소생술 방법입니다.
아래 질문에 답해 주세요.

단계	방법	비고
1	심정지 및 무호흡 확인	호흡이 있으면 심정지 아님
2	도움 및 119 신고 요청	주변사람에게 신고 요청
3	☐☐☐☐ 30회 시행	1분에 100~120회 속도
4	인공호흡 2회 시행	코를 막고 1초 동안 2회
5	가슴압박, 인공호흡 반복	119 인계 시 까지

구분	질문	답변
1	빈 칸에 들어갈 단어는 무엇일까요?	

영양정보 표시

주의력 Lv 6

아래는 식품 영양정보 표시입니다. 위의 표와 비교하여 다른 것을 찾아 아래 표에 ○ 표시해 주세요.

영양정보			총 내용량 620g 3/4컵(30g) 당 129kcal	
3/4컵당	1일 영양성분 기준치 비율		100g 당	
나트륨	120mg	6%	390mg	20%
탄수화물	23g	7%	76g	23%
당류	8g	8%	27g	27%
지방	3.2g	6%	11g	20%
콜레스테롤	0mg	0%	0mg	0%
단백질	2g	4%	6g	11%

1일 영양성분 기준치에 대한 비율(%)은 2,000kcal 기준이므로 개인의 필요 열량에 따라 다를 수 있습니다.

영양정보			총 내용량 620g 3/4컵(30g) 당 129kcal	
3/4컵당	1일 영양성분 기준치 비율		100g 당	
나트륨	120mg	6%	390mg	20%
탄수화물	23g	7%	76g	23%
당류	8g	8%	27g	28%
지방	3.2g	6%	11g	20%
콜레스테롤	0mg	0%	0mg	0%
단백질	2g	4%	6g	11%

1일 영양성분 기준치에 대한 비율(%)은 2,000kcal 기준이므로 개인의 필요 열량에 따라 다를 수 있습니다.

열량 소모량

수행기능 Lv 6

아래 음식을 먹었을 때 열량을 소모하기 위한 운동계획표를 만들어 주세요.

음식명	기준	열량(kcal)
수정과	1컵	267
식혜	1캔	238
밥	1공기	250
된장찌게	1인분	128
김치찌게	1인분	87
불고기	1인분	685

운동 종류 (30분)	열량 소모량(kcal)
빠르게 걷기	150
배드민턴	173
등산	196
줄넘기	228
축구	270
피구	120

구 분	섭취한 음식	운동종류	시간	소모열량
1	밥 1공기와 된장찌게를 먹었을 때 열량을 다 소모하려면 어떤 운동을 얼마나 해야 할까요?	빠르게 걷기	30분	150

주간활동점검

평가 Lv 6

이번 주 주요활동에 대해 간단히 적어 주세요.

구분		월			화			수			목			금		
공부하기	인지활동 (학습지, 독서, 일기쓰기)															
걷기 움직 이기	설거지, 빨래, 청소, 운동															
규칙 적인 식사	하루 3번 식사	아침	점심	저녁	아침	점심	저녁	아침	점심	저녁	아침	점심	저녁	아침	점심	저녁
규칙 적인 투약	하루 3번 약 복용	아침	점심	저녁	아침	점심	저녁	아침	점심	저녁	아침	점심	저녁	아침	점심	저녁
개인 위생	양치질, 씻기, 옷 갈아입기															
대화	말하기, 듣기, 감사표현															
사회 활동	모임, 병원, 약국, 장보기, 은행 등 사회활동															
기억력	자주 쓰는 물건에 대한 기억															
기분 상태	전반적인 기분 상태															

* 쓰기가 어려울 경우 ○, △, ✖로 표시해 주세요.

정답 및 해설　　　　1일차

5P. 기초연금신청(기억력)

[정답] 소득·재산 신고서

정답 갯수	배점	비고
1개	5점	

6P. 선 그림 만들기(시공간능력)

[정답] 2개 모두 똑같이 그리면 정답

정답 갯수	배점	비고
2개 모두 똑같이 그림	5점	
1개만 똑같이 그림	3점	

7P. 입출금 하기(계산능력)

[정답] 계좌번호, 금액(751,000원), 예금주 3개 모두 맞으면 정답

정답 갯수	배점	비고
3개	5점	
2개	3점	
1개	1점	

8P. 생활안전(언어능력)

[정답] 첫번째 선택, 기대지 마시오

정답 갯수	배점	비고
1개	5점	

정답 및 해설

1일차

9P. 마트 광고 전단지(주의력)

[정답] 치석관리치약

정답 갯수	배점	비고
1개	5점	

10P. 지하철 이용(수행기능)

[정답]
출발역 : 합정/ 환승역 : 시청/ 도착역 : 동대문
출발역 : 합정/ 환승역 : 신도림/ 도착역 : 동대문

정답 갯수	배점	비고
3개	5점	
2개	3점	
1개	1점	

정답 및 해설　　　2일차

12P. 노인일자리사업(기억력)

[정답] 만60세 이상

정답 갯수	배점	비고
1개	5점	

13P. 길 찾기(시공간능력)

[정답] 2개 모두 똑같이 그리면 정답

정답 갯수	배점	비고
모두 똑같이 그림	5점	

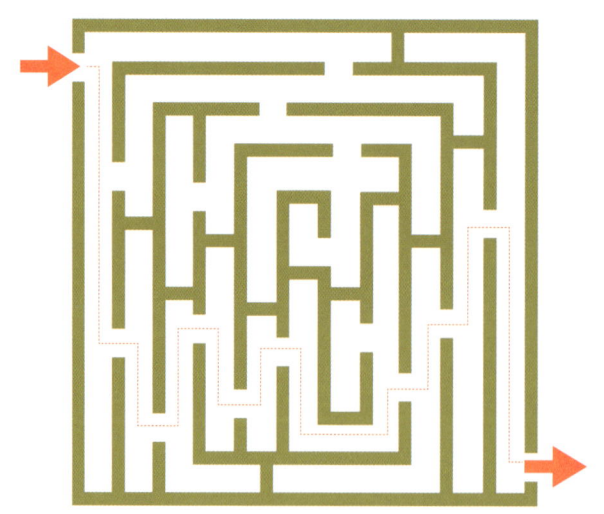

14P. 월소득환산액(계산능력)

[정답] 1,000만원

정답 갯수	배점	비고
1개	5점	

정답 및 해설　　　　　2일차

15P. 다른 종류 찾기(언어능력)

[정답]
과일 : 귤, 딸기, 망고
야채 : 고추, 토마토, 당근

정답 갯수	배점	비고
3개	5점	야채 3개 작성
2개	3점	야채 2개 작성
1개	1점	야채 1개 작성

16P. 같은 건물 찾기(주의력)

[정답] 4행 3열 그림

정답 갯수	배점	비고
1개	5점	

17P. 자음 찾기(수행기능)

[정답]
'ㄱ'의 갯수 = 15
'ㄴ'의 갯수 = 9
합 = 24

정답 갯수	배점	비고
3개	5점	
2개	3점	
1개	1점	

153

정답 및 해설　　　3일차

19P. 약 유통기한 확인(기억력)

[정답] 2개월

정답 갯수	배점	비고
1개	5점	

20P. 그림 퍼즐(시공간능력)

[정답] 3개 모두 정확하면 정답

정답 갯수	배점	비고
3개	5점	
2개	3점	
1개	1점	

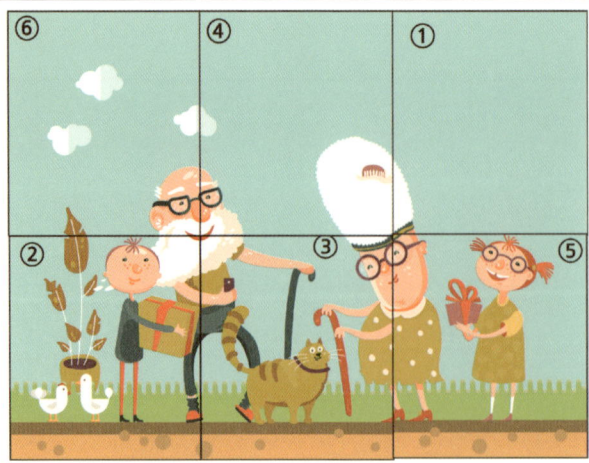

21P. 쌈채소 구매(계산능력)

[정답] 적상추 300g(750원) + 적겨자 200g(260원) + 쌈배추 250g(450원) = 1,460원

정답 갯수	배점	비고
1개	5점	

정답 및 해설

3일차

22P. 단어 퍼즐(언어능력)

[정답]
따뜻한/ 서늘한/ 추운/ 차가운

정답 갯수	배점	비고
3개 이상	5점	
2개	3점	
1개	1점	

23P. 틀린 그림 찾기(주의력)

[정답] 4행 3열 그림

정답 갯수	배점	비고
5개 이상	5점	
4개	4점	
3개	3점	
2개	2점	
1개	1점	

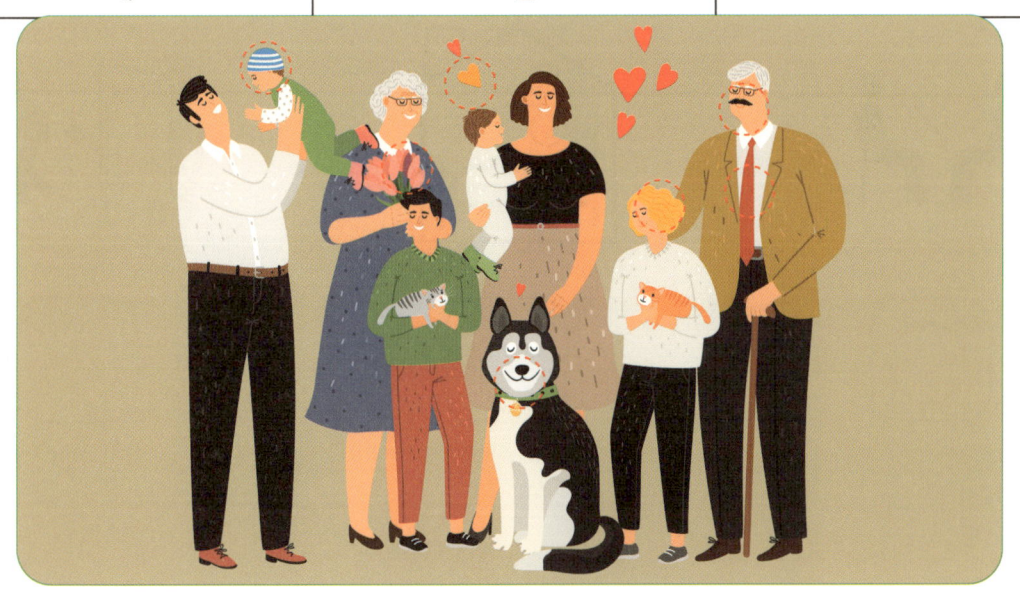

155

정답 및 해설

3일차

24P. 사회적 거리두기(수행기능)

[정답] 아래와 같으면 정답

정답 갯수	배점	비고
1개	5점	

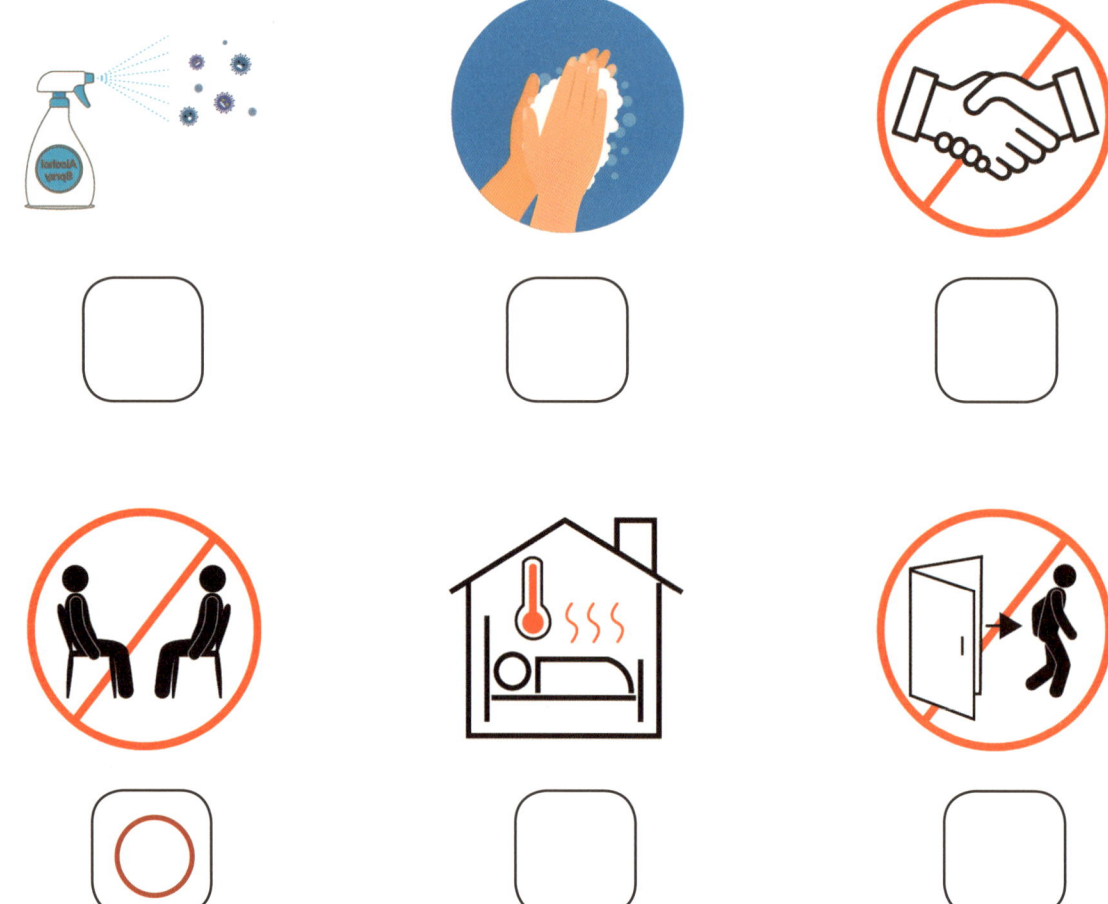

정답 및 해설

4일차

26P. 꽃 종류(기억력)

[정답] 봄꽃 : 민들레, 개나리/ 겨울꽃 : 동백꽃, 수선화

정답 갯수	배점	비고
2개	5점	
1개	3점	

27P. 막대 회전하기(시공간능력)

[정답] 모두 정확히 그리면 정답

정답 갯수	배점	비고
정확히 그리면 정답	5점	

28P. 박물관 관람(계산능력)

[정답] 4,800×3 + 0 + 1,500×2 = 17,400원

정답 갯수	배점	비고
1개	5점	

정답 및 해설

4일차

29P. 신체 부위 이름(언어능력)

[정답]
① 어깨 ② 팔꿈치 ③ 손목 ④ 손등

정답 갯수	배점	비고
3개 이상	5점	
2개	3점	
1개	1점	

30P. 길만들기(주의력)

[정답] 모두 정확히 그리면 정답

정답 갯수	배점	비고
정확히 그리면 정답	5점	

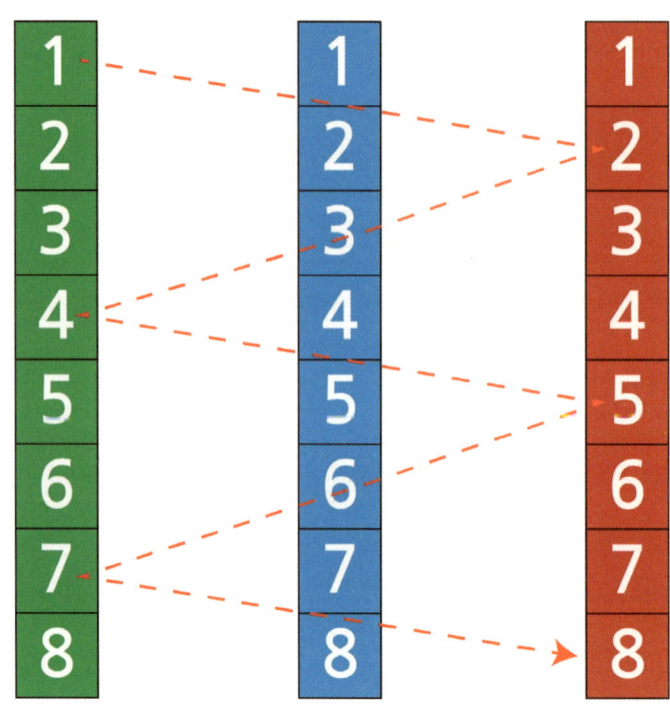

정답 및 해설

4일차

17P. 단어 찾기(수행기능)

[정답]
'레몬'의 갯수 = 9
'딸기'의 갯수 = 9
합 = 18

정답 갯수	배점	비고
3개	5점	
2개	3점	
1개	1점	

정답 및 해설

5일차

33P. 약 복용 방법(기억력)

[정답] 아침 : 오전 8시40분/ 점심 : 오후 13:00시/ 저녁 : 오후 19시15분

정답 갯수	배점	비고
3개	5점	
2개	3점	
1개	1점	

34P. 박스 갯수 맞추기 (시공간능력)

[정답] 8개

정답 갯수	배점	비고
1개	5점	

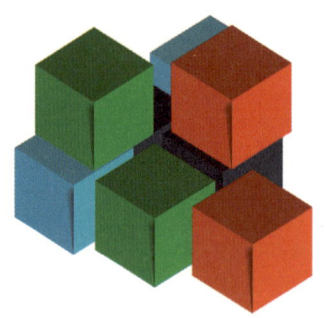

35P. 분식집에서 주문하기(계산능력)

[정답] 3,500 + 1,650 + 5,200×2 = 15,550원
1,000원 지폐 : 15장/ 100원 동전 : 5개/ 10원 동전 : 5개

정답 갯수	배점	비고
3개	5점	
2개	3점	
1개	1점	

정답 및 해설

5일차

36P. 기념일(언어능력)

[정답]
① 부처님오시날 ② 크리스마스 ③ 삼일절 ④ 한글날

정답 갯수	배점	비고
3개 이상	5점	
2개	3점	
1개	1점	

37P. 숫자 규칙 칠하기(주의력)

[정답] 모두 정확히 그리면 정답

정답 갯수	배점	비고
정확히 그리면 정답	5점	

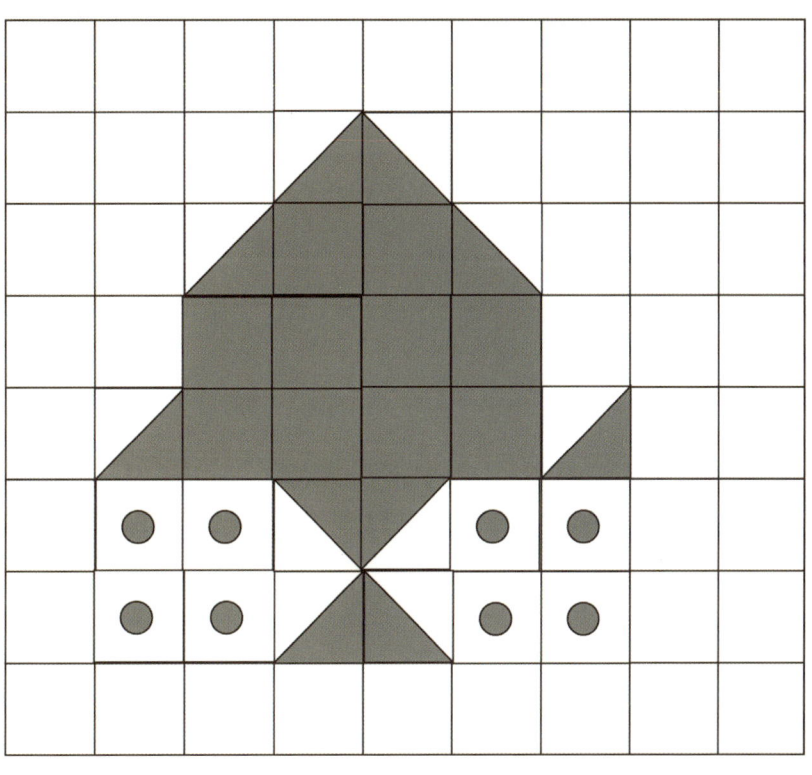

161

정답 및 해설

5일차

38P. 비슷한 말 찾기(수행기능)

[정답]
추운과 비슷한 말 : 싸늘한, 떨리는, 차가운, 음산한, 을씨년스러운, 서늘한

정답 갯수	배점	비고
3개 이상	5점	
2개	3점	
1개	1점	

정답 및 해설

6일차

41P. 비상 전화번호(기억력)

[정답] 1332

정답 갯수	배점	비고
1개	5점	

42P. 같은 넓이 찾기 (시공간능력)

[정답] ②

정답 갯수	배점	비고
1개	5점	

43P. 디지털 숫자 만들기(계산능력)

[정답] 25

정답 갯수	배점	비고
1개	5점	

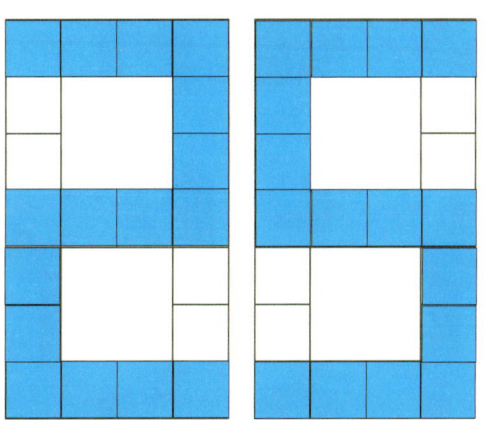

163

정답 및 해설

6일차

44P. 지역 상징물(언어능력)

[정답]
① 63빌딩 ② 도담삼봉 ③ 첨성대 ④ 호미곶

정답 갯수	배점	비고
3개 이상	5점	
2개	3점	
1개	1점	

45P. 다른 조합 찾기(주의력)

[정답] ④

정답 갯수	배점	비고
1개	5점	

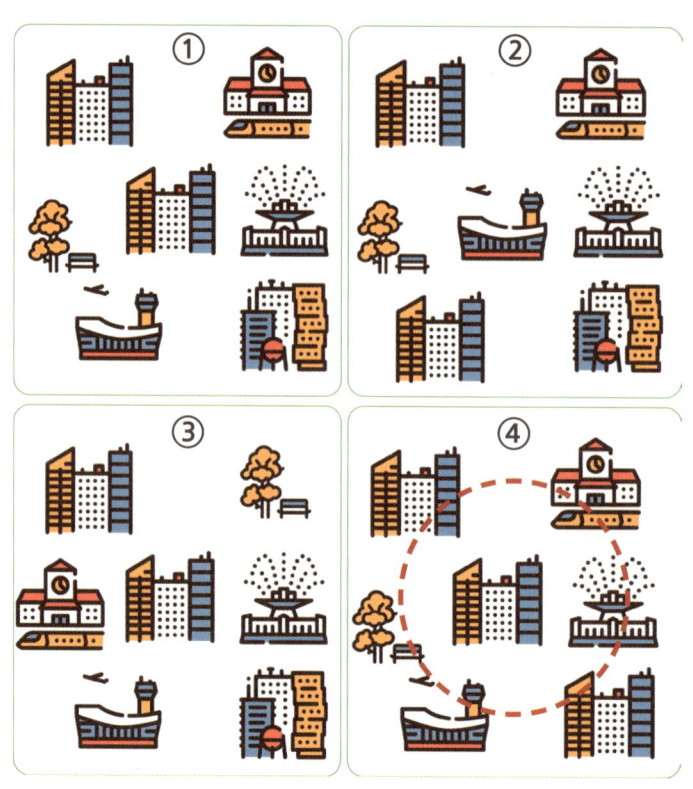

정답 및 해설

6일차

46P. 반대말 찾기(수행기능)

[정답]
추운과 반대 말 : 뜨거운, 후텁지근한, 무더운, 찌는 듯한

정답 갯수	배점	비고
3개 이상	5점	
2개	3점	
1개	1점	

정답 및 해설   7일차

48P. 해로운 식품첨가물(기억력)

[정답] 아스파탐

정답 갯수	배점	비고
1개	5점	

49P. 키보드 연습 (시공간능력)

[정답] 순서대로 모두 연결하면 정답

정답 갯수	배점	비고
1개	5점	

50P. 버스 정류소(계산능력)

[정답] 14:04

정답 갯수	배점	비고
1개	5점	

정답 및 해설

7일차

51P. 짝단어(언어능력)

[정답]
① 다람쥐 ② 도토리묵

정답 갯수	배점	비고
2개	5점	
1개	3점	

52P. 숨은 그림 찾기(주의력)

[정답] **3개 이상 찾으면 정답**

정답 갯수	배점	비고
3개 이상	5점	
2개	3점	
1개	1점	

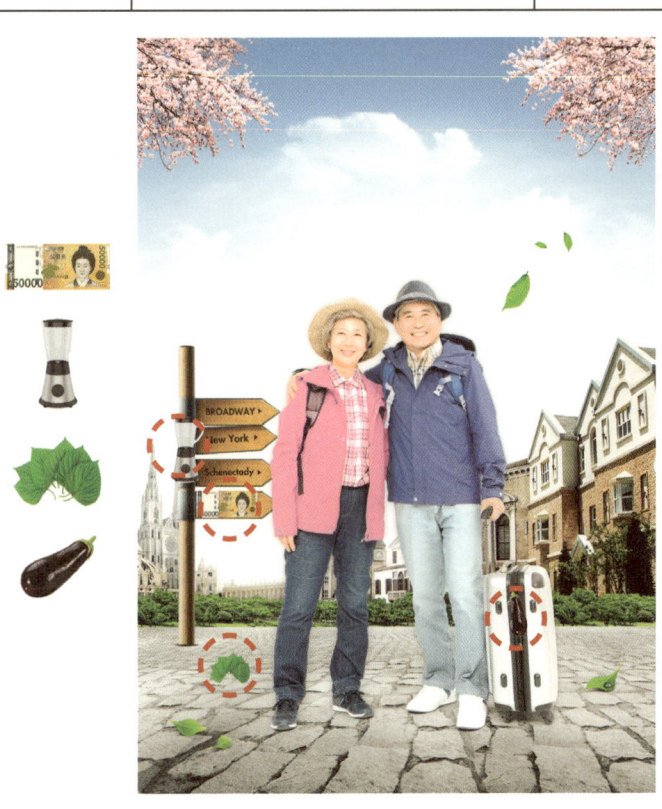

정답 및 해설

7일차

53P. 여행 일정(수행기능)

[정답] 숙소 ⋯→ 꽃축제 ⋯→ 수족관 ⋯→ 공연장(6시간 10분 소요)

정답 갯수	배점	비고
1개	5점	

숙소 ⋯→ 꽃축제 ⋯→ 전망대 ⋯→ 수족관 ⋯→ 공연장은 6시간 30분이 소요되어 제 시간에 공연장에 도착할 수 없음

숙소 ⋯→ 꽃축제 ⋯→ 공연장은 4시간 40분이 소요되어 너무 일찍 공연장에 도착함

정답 및 해설　　　　　　　　　　　　8일차

55P. 응급안전알림(기억력)

[정답] 4. 응급호출 장치

정답 갯수	배점	비고
1개	5점	

56P. 막대 분리 (시공간능력)

[정답] **모두 똑같이 색칠하면 정답**

정답 갯수	배점	비고
1개	5점	

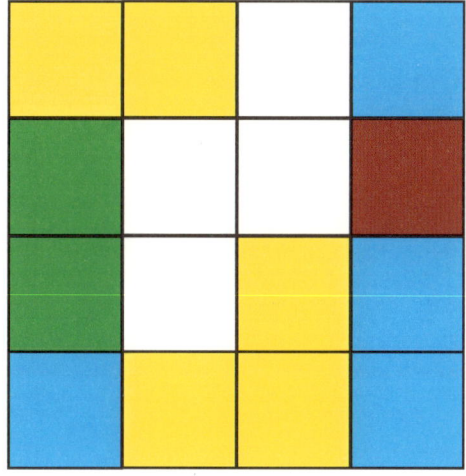

57P. 열량 소모량(계산능력)

[정답] 1시간 30분/ 450kcal

정답 갯수	배점	비고
2개	5점	
1개	3점	

169

정답 및 해설　　　　　8일차

58P. 상황 대처(언어능력)

[정답]
① 호흡 확인 ② 119신고 ③ 심폐소생술 실시

정답 갯수	배점	비고
3개	5점	순서 일치
2개	3점	순서 일치
1개	1점	

59P. 갯수가 다른 것 찾기(주의력)

[정답] 가장 많은 것(귤) 4개 + 가장 적은 것(복숭아) 2개 = 6개

정답 갯수	배점	비고
3개	5점	
2개	3점	
1개	1점	

정답 및 해설

8일차

60P. 도형 채우기(수행기능)

[정답] 녹색 막대 3개

정답 갯수	배점	비고
1개	5점	

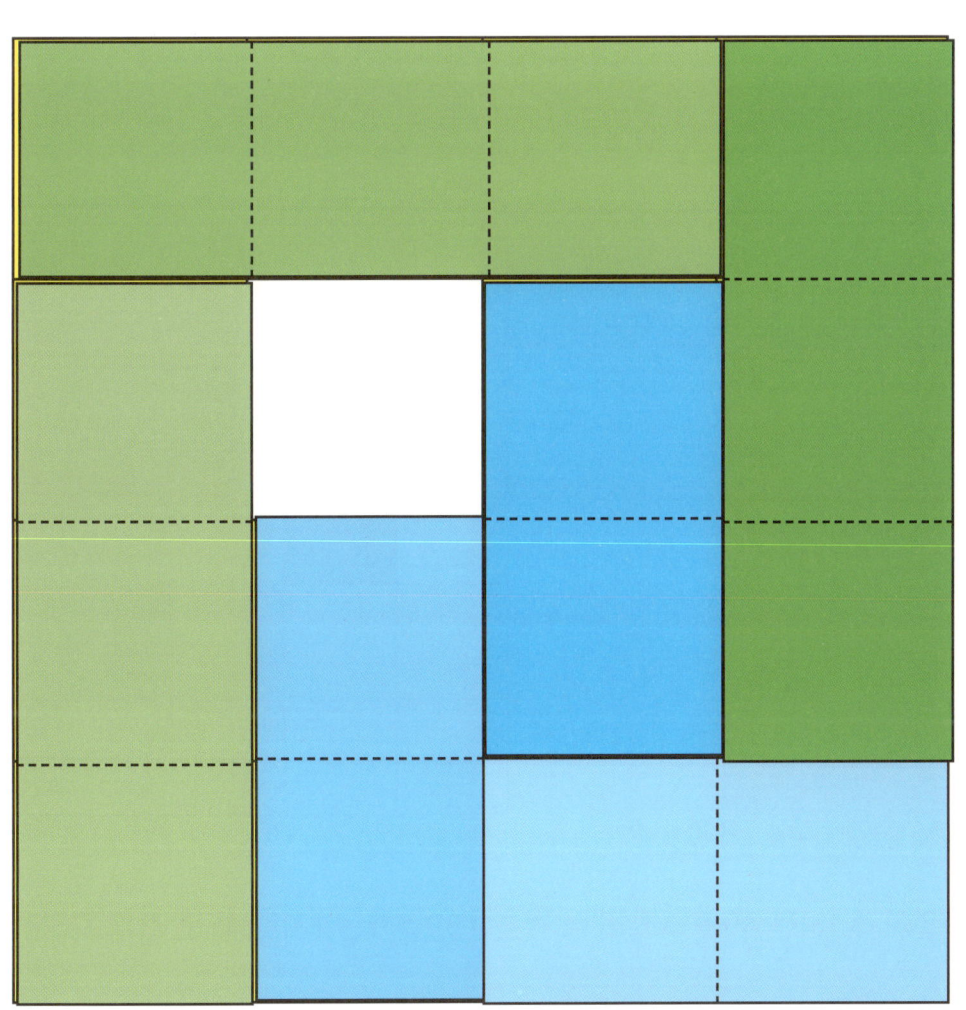

정답 및 해설

9일차

62P. 낙상 예방(기억력)

[정답] 편하게 책을 읽을 수 있는 정도 또는 200~300Lux

정답 갯수	배점	비고
1개	5점	

63P. 거울에 반사하기 (시공간능력)

[정답] **모두 똑같이 색칠하면 정답**

정답 갯수	배점	비고
1개	5점	

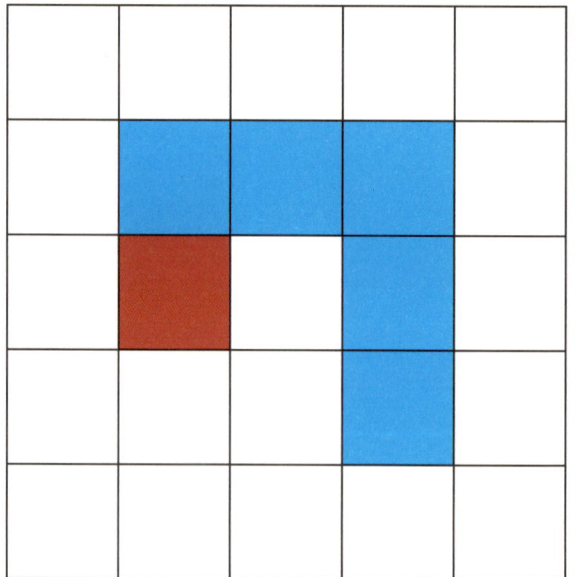

64P. 열차운행시간표(계산능력)

[정답] 207열차가 1시간 40분 소요로 더 빠름(139열차는 1시간 46분 소요로 6분 더 소요)

정답 갯수	배점	비고
2개	5점	
1개	3점	

정답 및 해설

9일차

65P. 암호 만들기(언어능력)

[정답] 둘다 모두 정확하면 정답

정답 갯수	배점	비고
2개	5점	순서 일치
1개	3점	순서 일치

내 ZE0

일 804

66P. 같은 방향 표시 찾기(주의력)

[정답] 점의 색과 방향이 같으면 정답

정답 갯수	배점	비고
1개	5점	

173

정답 및 해설

9일차

67P. 톱니 바퀴(수행기능)

[정답] 파란색 톱니바퀴의 회전수 = 6회

정답 갯수	배점	비고
1개	5점	

보라색이 3회 회전(총 60개 톱니가 맞닿음)하면 빨간색은 2회 회전하고 따라서 파란색은 6회 회전함

정답 및 해설 10일차

69P. 치매 예방(기억력)

[정답] 손을 바쁘게 움직인다./ 주2회, 30분 이상 운동

정답 갯수	배점	비고
2개	5점	
1개	3점	

70P. 막대 숫자 암호 (시공간능력)

[정답] 27406

정답 갯수	배점	비고
1개	5점	

71P. 가장 큰 수와 가장 작은 수(계산능력)

[정답]

가장 큰 수 = 763
가장 작은 수 = 367
763-367 = 396

정답 갯수	배점	비고
3개	5점	
2개	3점	
1개	1점	

정답 및 해설　　　　10일차

72P. 끝말 잇기 (언어능력)

[정답]
다리미 - 미역 - 역도 - 도장

정답 갯수	배점	비고
3개	5점	순서 일치
2개	3점	순서 일치

66P. 같은 모양 벌집 찾기 (주의력)

[정답] **색의 위치가 같으면 정답**

정답 갯수	배점	비고
1개	5점	

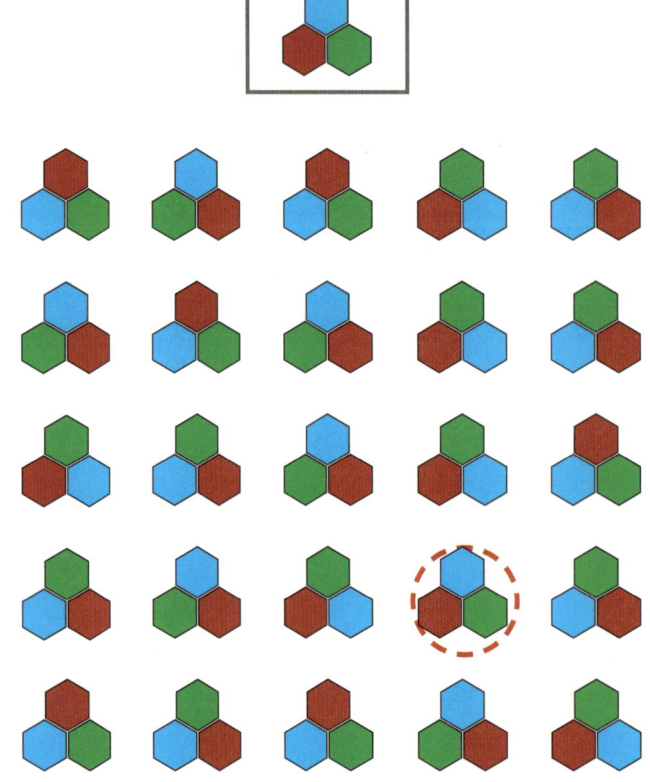

정답 및 해설

10일차

74P. 규칙 발견하기(수행기능)

[정답] 3

정답 갯수	배점	비고
1개	5점	

1행과 3행의 숫자의 합이 2행의 값입니다.

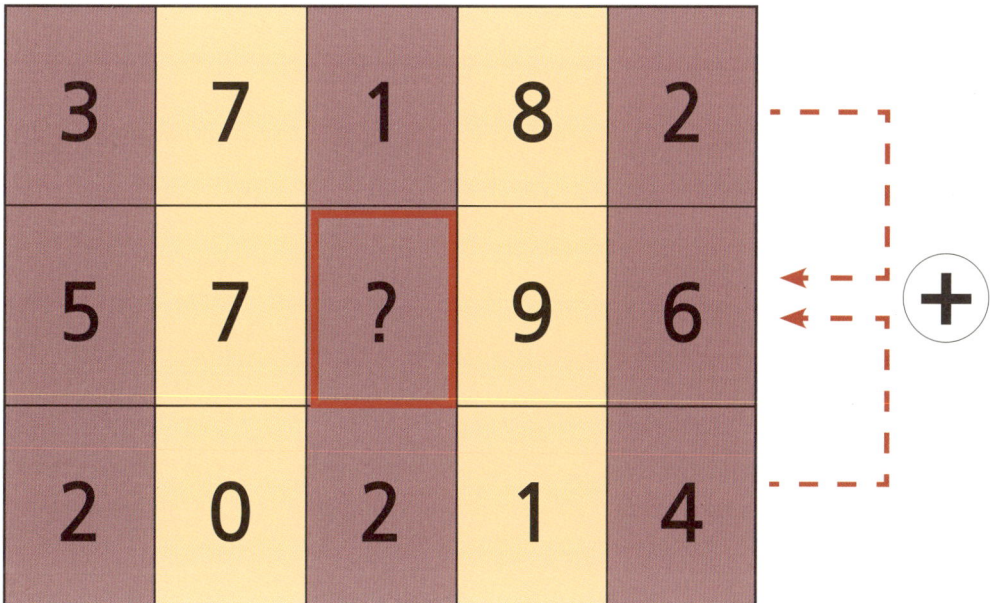

정답 및 해설　　11일차

77P. 고유식별정보(기억력)

[정답] 운전면허번호

정답 갯수	배점	비고
1개	5점	

78P. 막대 글자 암호 (시공간능력)

[정답] ㅎㅐㅇㅂㅗㄱㅎㅐ (행복해)

정답 갯수	배점	비고
1개	5점	

79P. 반찬 가게(계산능력)

[정답]

오이무침 300g = 5,500×2 = 11,000원
더덕무침 600g = 8,500×2 = 17,000원
11,000+17,000 = 28,000원

정답 갯수	배점	비고
1개	5점	

정답 및 해설

11일차

80P. 생활용품(언어능력)

[정답]
드라이버

정답 갯수	배점	비고
1개	5점	순서 일치

81P. 같은 색 글자 찾기(주의력)

[정답] 글자 의미와 글자 색이 같으면 정답

정답 갯수	배점	비고
1개	5점	

노랑	빨강	파랑	주황
빨강	파랑	빨강	초록
주황	초록	파랑	초록
파랑	파랑	노랑	파랑
파랑	초록	빨강	주황
빨강	(초록)	노랑	초록
파랑	빨강	파랑	빨강
파랑	파랑	파랑	주황

정답 및 해설

11일차

82P. 도형 숫자(수행기능)

[정답] 20

정답 갯수	배점	비고
1개	5점	

2행의 ★+▲+●=20 이므로 정답은 20입니다.

정답 및 해설

12일차

84P. 민감정보(기억력)

[정답] 정치적 견해

정답 갯수	배점	비고
1개	5점	

85P. 글자 반사하기 (시공간능력)

[정답] **아래와 같으면 정답**

정답 갯수	배점	비고
1개	5점	

거미

86P. 구슬 숫자 파악하기(계산능력)

[정답]

보라색 구슬 = 14개
초록색 구슬 = 28개
파란색 구슬 = 32개
빨간색 구슬 = (32-14)×2 = 36개

정답 갯수	배점	비고
3개 이상	5점	
2개	3점	
1개	1점	

정답 및 해설　　12일차

87P. 감각 표현 (언어능력)

[정답]
샘물이 바위 틈새에서 솟아나는 모양 : 송송송
샘물이 넘쳐 흐를 때 들리는 소리 : 졸졸졸

정답 갯수	배점	비고
2개	5점	
1개	3점	

89P. 약속 시간 지키기(주의력)

[정답] 아래와 똑같으면 정답

정답 갯수	배점	비고
1개	5점	

정답 및 해설　　　　　12일차

89P. 도형 숫자(수행기능)

[정답] 출발시간

정답 갯수	배점	비고
1개	5점	

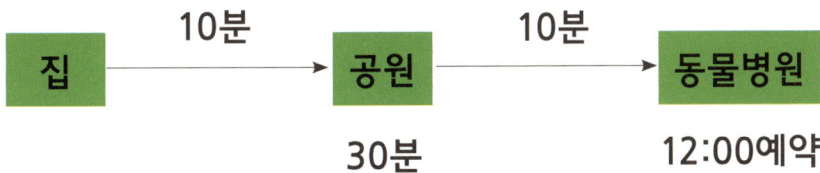

정답 및 해설

13일차

91P. 식품별 유통기한(기억력)

[정답] 14일

정답 갯수	배점	비고
1개	5점	

92P. 버스 노선도 (시공간능력)

[정답] **4709**

정답 갯수	배점	비고
1개	5점	

93P. 육류 구매(계산능력)

[정답] 10,400원

생삼겹살 300g = 1,800×3 = 5,400원
삼계닭 500g = 1,000×5 = 5,000원
결제가격 = 5,400+5,000 = 10,400원

정답 갯수	배점	비고
1개	5점	

정답 및 해설

13일차

94P. 의미의 다양성 (언어능력)

[정답] 손

정답 갯수	배점	비고
1개	5점	

95P. 다른 색 찾기 (주의력)

[정답] 아래와 똑같으면 정답

정답 갯수	배점	비고
1개	5점	

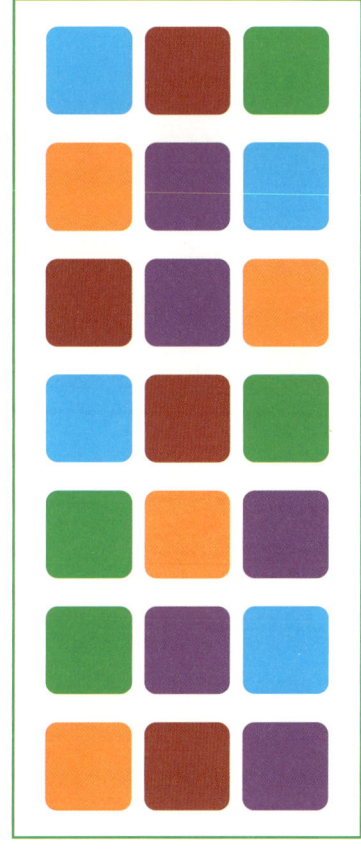
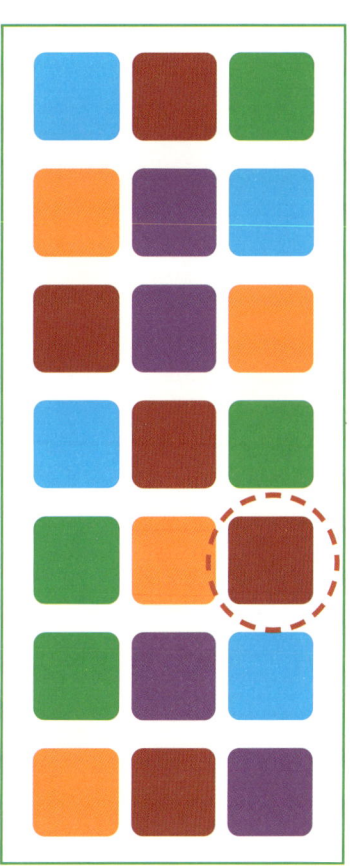

정답 및 해설

13일차

96P. 물통 채우기(수행기능)

[정답]
3L 물통으로 7L 물통에 3번 부어 가득 채우면 2L가 남습니다.
남은 2L를 5L 물통에 담은 후에 3L를 한 번 더 부으면 5L가 됩니다.

정답 갯수	배점	비고
1개	5점	

정답 및 해설

14일차

98P. 식품별 소비기한(기억력)

[정답] 55일

정답 갯수	배점	비고
1개	5점	

99P. 물에 비친 막대 (시공간능력)

[정답] **아래 모양과 같으면 정답**

정답 갯수	배점	비고
1개	5점	

100P. 영화관 관람(계산능력)

[정답] 22,000원

63세 1명 = 9,000원
67세 1명 = 5,000원
청소년 1명 = 8,000원
결제가격 = 9,000+5,000+8,000 = 22,000원

정답 갯수	배점	비고
1개	5점	

정답 및 해설　　14일차

101P. 가스 안전점검 (언어능력)

[정답] 호스

정답 갯수	배점	비고
1개	5점	

102P. 치킨 전단지(주의력)

[정답] TEL. 02-223-1234

정답 갯수	배점	비고
1개	5점	

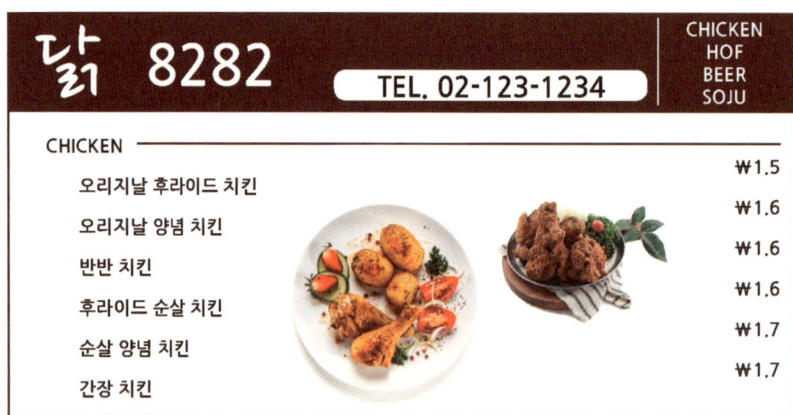

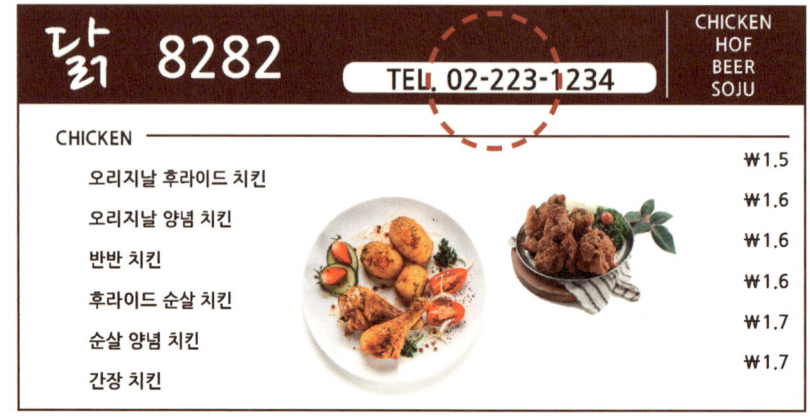

정답 및 해설

14일차

103P. 시계 바늘(수행기능)

[정답] 10시15분

정답 갯수	배점	비고
1개	5점	

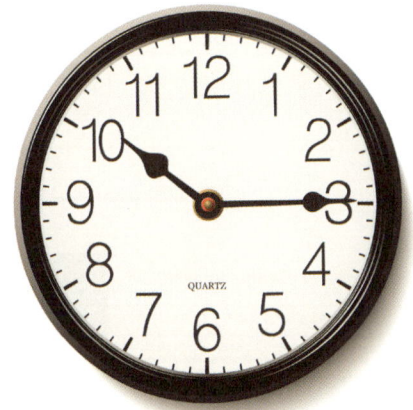
10시15분

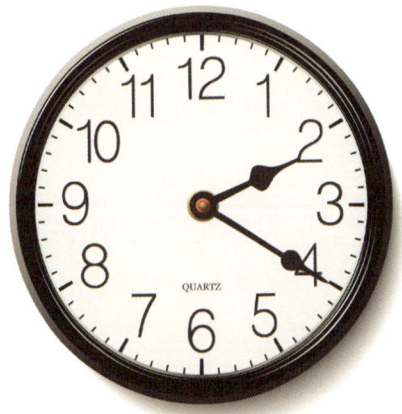
2시20분

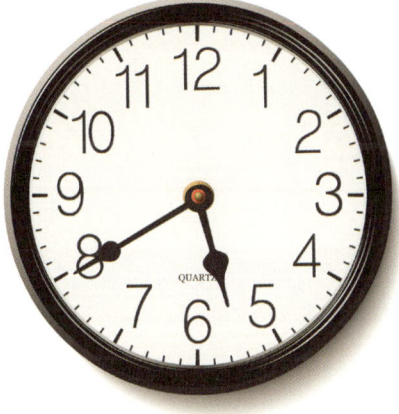
5시40분

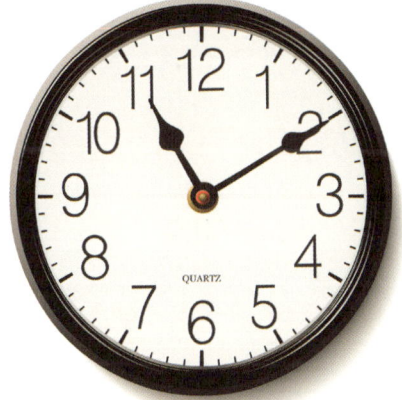
11시10분

정답 및 해설　　15일차

105P. 디지털 도어락 열기(기억력)

[정답] 아래와 같으면 정답

정답 갯수	배점	비고
1개	5점	

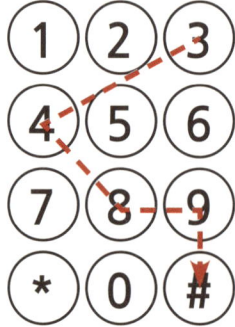

106P. 옆면 모양 맞추기 (시공간능력)

[정답] 세번 째 선택

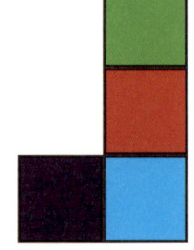

정답 갯수	배점	비고
1개	5점	

107P. 영화관 관람(계산능력)

[정답] 1,000원 지폐 : 134장/ 100원 동전 : 1개/ 10원 동전 : 5개

관리비 총계 = 134,150원

정답 갯수	배점	비고
3개	5점	
2개	3점	
1개	1점	

정답 및 해설

15일차

108P. 연관 단어 (언어능력)

[정답] 우산, 장미, 개나리, 레몬, 옷, 신발, 가방 등

정답 갯수	배점	비고
3개	5점	
2개	3점	
1개	1점	

109P. 같은 모양 박스 찾기(주의력)

[정답] 아래와 같으면 정답

정답 갯수	배점	비고
1개	5점	

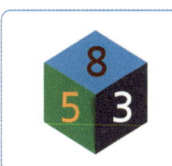

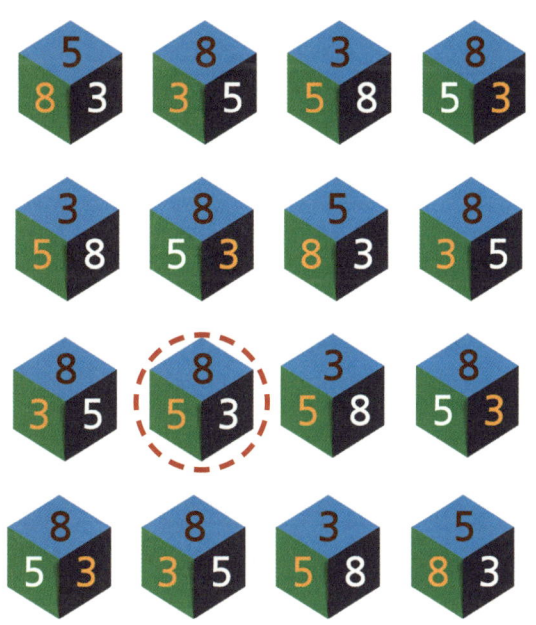

191

정답 및 해설

15일차

110P. 숫자 규칙 찾기(수행기능)

[정답] 911

정답 갯수	배점	비고
1개	5점	

제일 뒷 숫자를 첫번째에 쓰고, 세 숫자의 합을 뒤에 쓰면 됩니다.

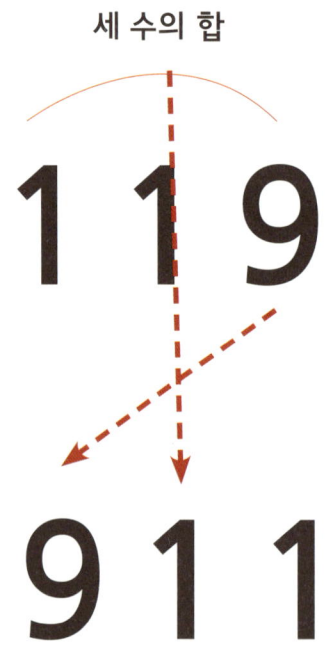

정답 및 해설

16일차

113P. 근로장려금(기억력)

[정답] 4만~3천만원

정답 갯수	배점	비고
1개	5점	

114P. 같은 모양 찾기 (시공간능력)

[정답] **아래와 같으면 정답**

정답 갯수	배점	비고
1개	5점	

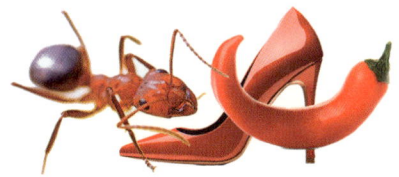

115P. 세제 가격 비교(계산능력)

[정답] 세번째 세제가 1L당 3,600으로 가장 저렴함

정답 갯수	배점	비고
1개	5점	

세제명	1L 당 가격(원)
1	5,000
2	4,000
3	3,600
4	7,000
5	6,000
6	5,000
7	7,000

정답 및 해설

16일차

116P. 심뇌혈관질환 예방수칙 (언어능력)

[정답] 금연

정답 갯수	배점	비고
1개	5점	

117P. 같은 곡식 찾기(주의력)

[정답] 아래와 같으면 정답

정답 갯수	배점	비고
1개	5점	

정답 및 해설

16일차

118P. 단어 규칙 찾기(수행기능)

[정답] 3

정답 갯수	배점	비고
1개	5점	

받침의 갯수입니다.

정답 및 해설

17일차

120P. 심폐소생술(기억력)

[정답] 도움 및 119 신고 요청

정답 갯수	배점	비고
1개	5점	

121P. 거울에 비친 숫자 (시공간능력)

[정답] 아래와 같으면 정답

정답 갯수	배점	비고
1개	5점	

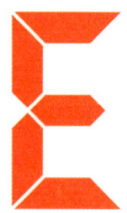

122P. 병원 진단서(계산능력)

[정답] 153,000원

정답 갯수	배점	비고
1개	5점	

정답 및 해설

17일차

123P. 겨울철 건강관리 (언어능력)

[정답] 손씻기

정답 갯수	배점	비고
1개	5점	

124P. 같은 계산기 찾기(주의력)

[정답] 아래와 같으면 정답

정답 갯수	배점	비고
1개	5점	

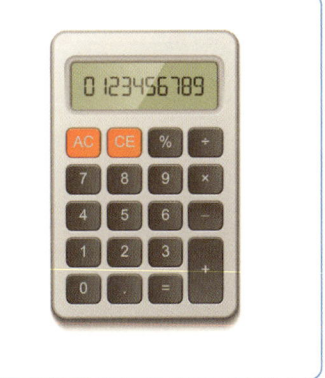

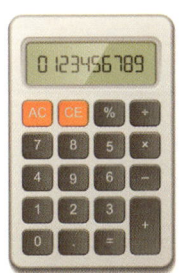 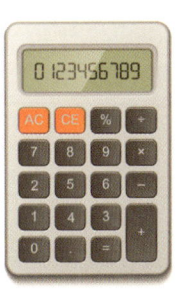 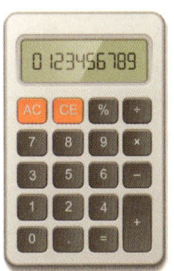

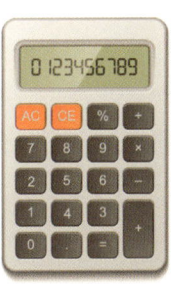 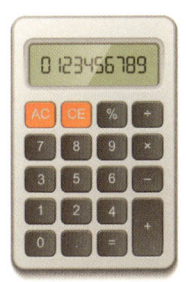 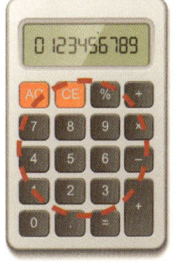

정답 및 해설　　17일차

125P. 성냥 개비 계산(수행기능)

[정답] 아래와 같으면 정답(정답 2개)

정답 갯수	배점	비고
1개	5점	2개중 1개 맞히면 정답

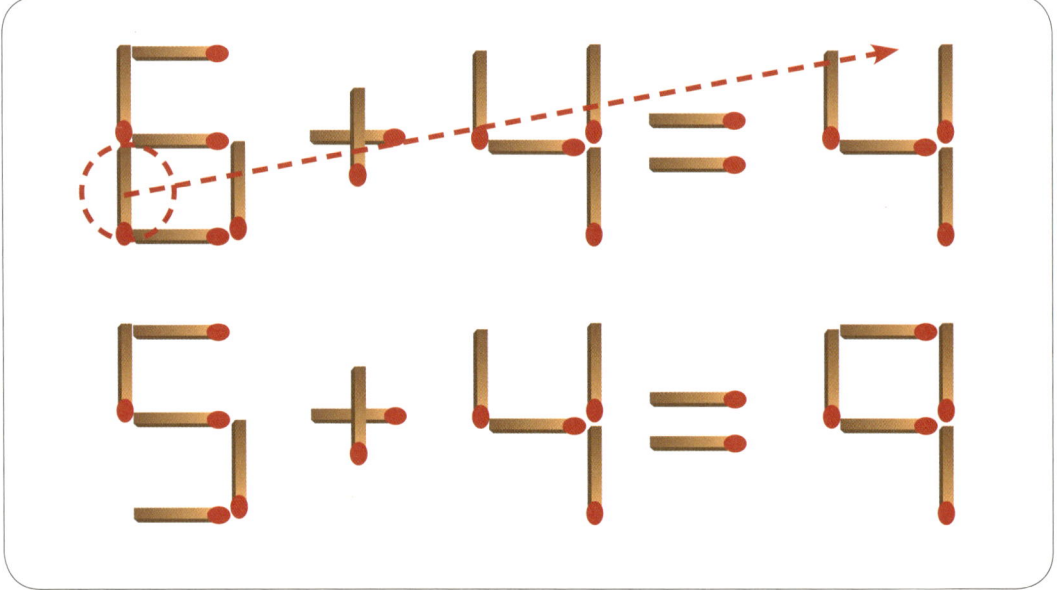

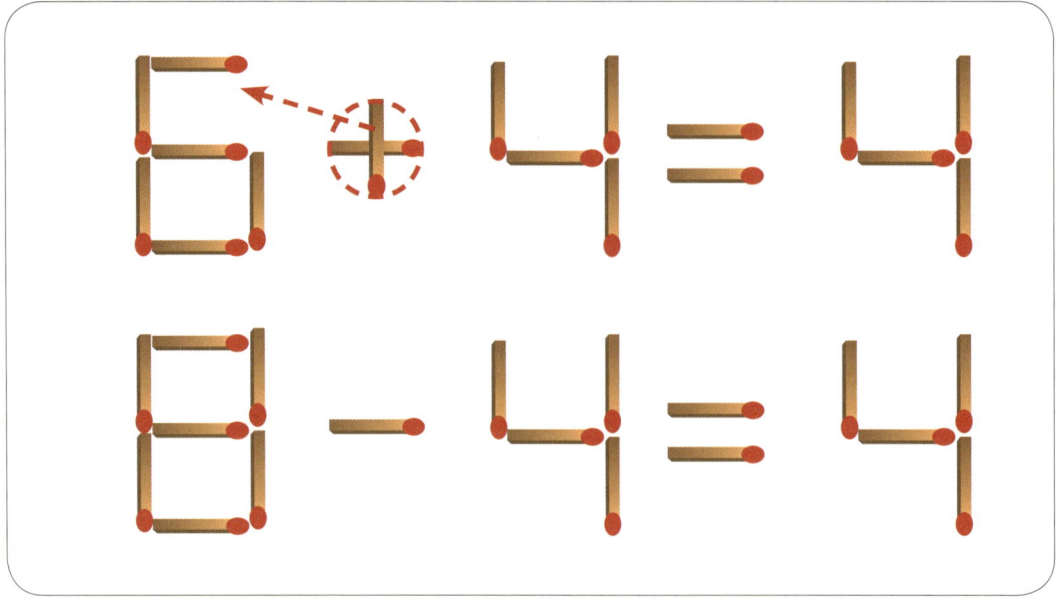

정답 및 해설　　　　　　　　　　18일차

127P. 응급상황(기억력)

[정답] 전기손상

정답 갯수	배점	비고
1개	5점	

128P. 동그라미 그리기 (시공간능력)

[정답] **아래와 같으면 정답**

정답 갯수	배점	비고
1개	5점	

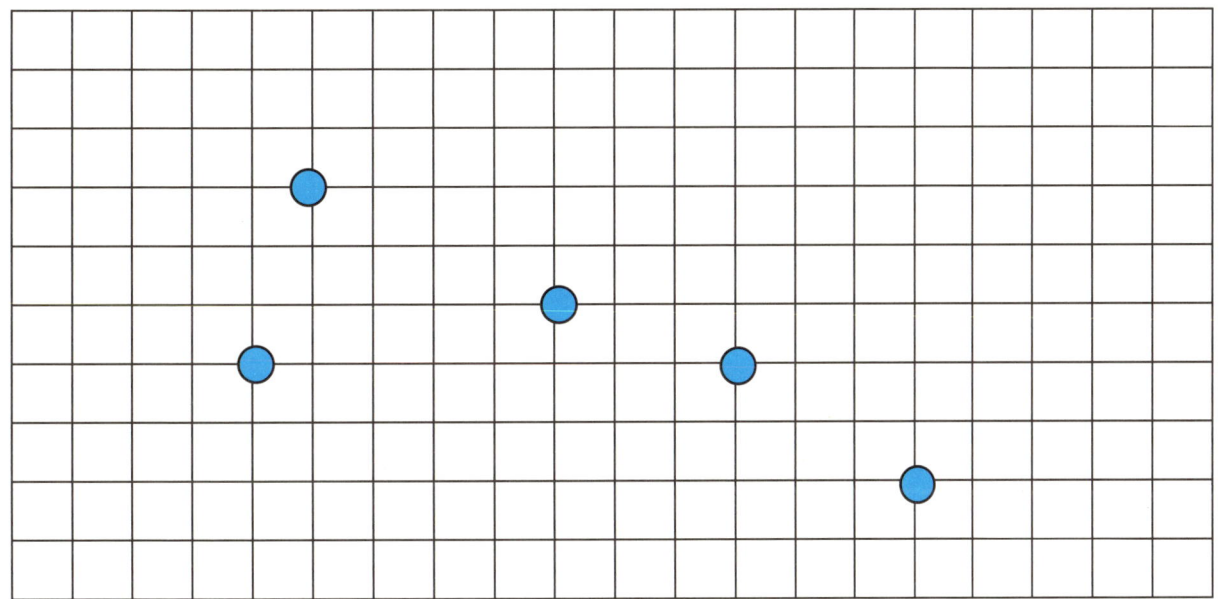

129P. 증명서 수수료(계산능력)

[정답] 2,900원

호적등본 1통(일반) 1,000원+주민등록등본 2통(일반) 400원+
가족관계증명서 3통(무인) 1,500원 = 2,900원

정답 갯수	배점	비고
1개	5점	

199

정답 및 해설　　　　　　　　　　18일차

130P. 겨울철 독감예방 (언어능력)

[정답] 독감

정답 갯수	배점	비고
1개	5점	

131P. 병원 개업 전단지(주의력)

[정답] 아래와 같으면 정답

정답 갯수	배점	비고
1개	5점	

1월 5일 금요일 진료를 시작합니다.

진료과목　정형외과 | 통증의학과 | 흉부외과 | 재활의학과

척추 관절 통증 클리닉

골다공증 검사 및 치료
연골주사 증식치료, 수액 주사 치료
도수 치료
수술 후 통증 증후군 치료
골절, 연부 조직 손상 치료

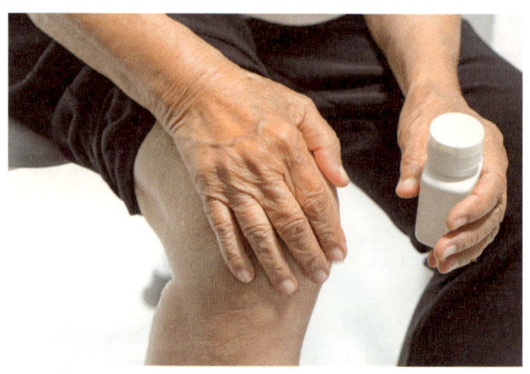

진료시간　평일 am 09:00 ~ pm 07:00 (토요일 am 09:00 ~ pm 02:00)

정답 및 해설

18일차

132P. 숫자 채우기 (수행기능)

[정답] 아래와 다르더라도 1씩 연속으로 증가하여 15까지 기입하면 정답

정답 갯수	배점	비고
1개	5점	

6	5	4	15
7		3	14
8	1	2	13
9	10	11	12

정답 및 해설

19일차

134P. 소화기 사용방법(기억력)

[정답] 소화기를 불이 난 곳으로 이동

정답 갯수	배점	비고
1개	5점	

135P. 화살표 그리기 (시공간능력)

[정답] **아래와 같으면 정답**

정답 갯수	배점	비고
1개	5점	

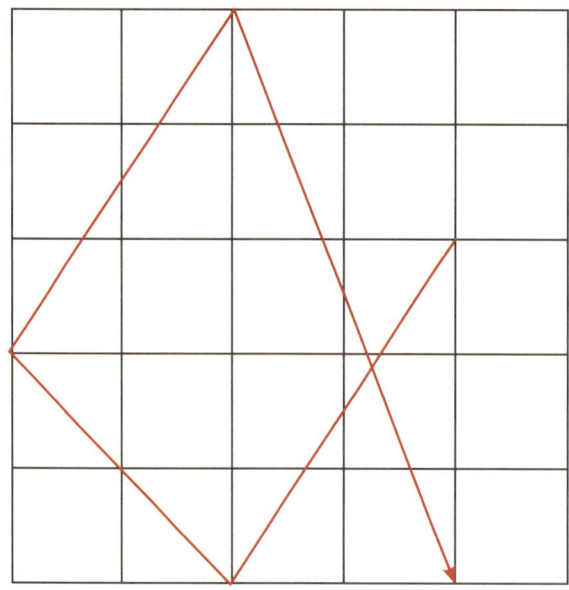

136P. 고속버스 운행시간표(계산능력)

[정답] 20:00 일반고속/ 결제가격 = 14,600×5 = 73,000원

정답 갯수	배점	비고
2개	5점	
1개	3점	

정답 및 해설

19일차

137P. 가정 내 화재안전 (언어능력)

[정답] 화재감지기

정답 갯수	배점	비고
1개	5점	

138P. 틀린 눈금 찾기(주의력)

[정답] 아래와 같으면 정답

정답 갯수	배점	비고
1개	5점	

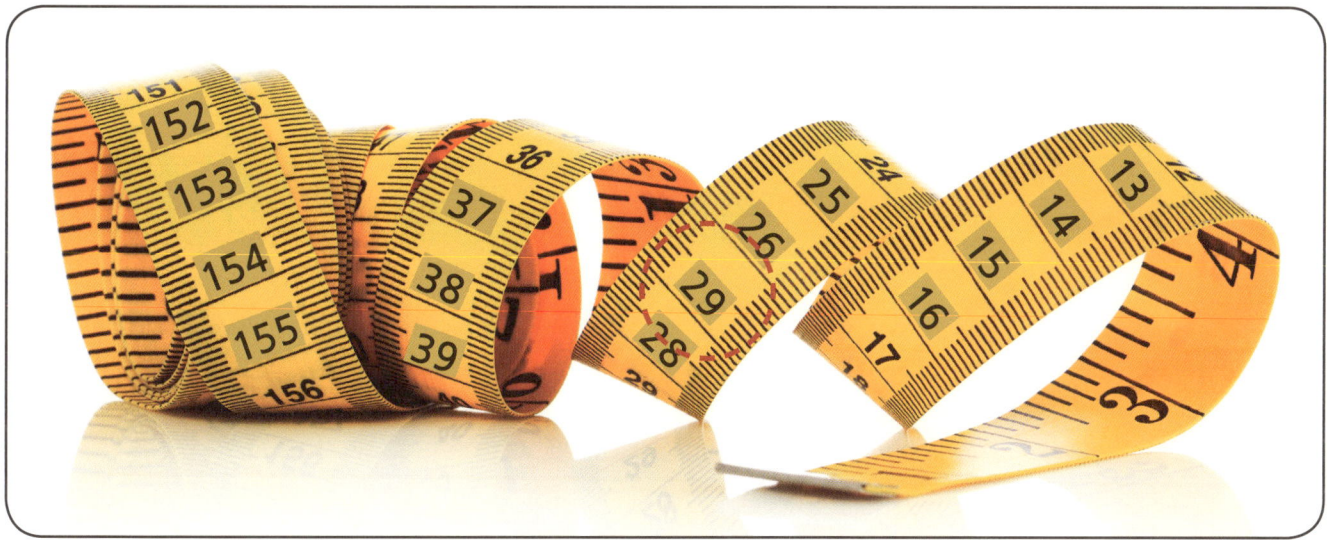

정답 및 해설

19일차

139P. 유통기한 확인(수행기능)

[정답] 두부(유통기한 2020년 12월 17일)

정답 갯수	배점	비고
1개	5점	

정답 및 해설

20일차

141P. 지역사회 서비스 이용(기억력)

[정답] 지역복지관, 평생학습센터

정답 갯수	배점	비고
2개	5점	
1개	3점	

142P. 약도 그리기 (시공간능력)

[정답] **아래와 같으면 정답**

정답 갯수	배점	비고
7개 이상	5점	
3~6개	3점	
3개 미만	1점	

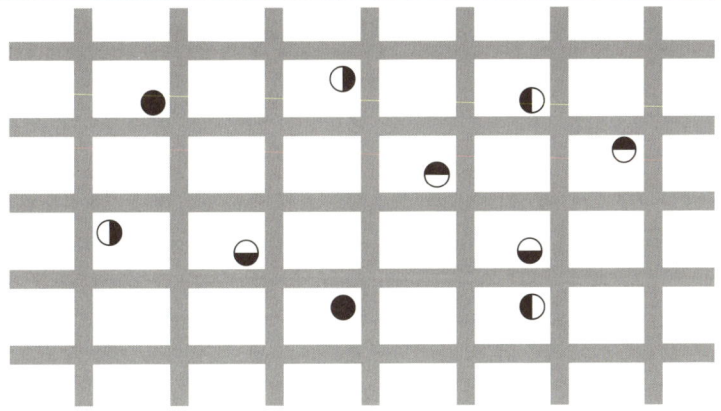

143P. 제주도 여행경비(계산능력)

[정답] 인당 식비는 140,000원

정답 갯수	배점	비고
1개	5점	

정답 및 해설

20일차

144P. 심폐소생술 (언어능력)

[정답] 가슴압박

정답 갯수	배점	비고
1개	5점	

145P. 영양정보 표시(주의력)

[정답] 아래와 같으면 정답

정답 갯수	배점	비고
1개	5점	

영양정보			총 내용량 620g 3/4컵(30g) 당 129kcal	
3/4컵당	1일 영양성분 기준치 비율		100g 당	
나트륨	120mg	6%	390mg	20%
탄수화물	23g	7%	76g	23%
당류	8g	8%	27g	28%
지방	3.2g	6%	11g	20%
콜레스테롤	0mg	0%	0mg	0%
단백질	2g	4%	6g	11%

1일 영양성분 기준치에 대한 비율(%)은 2,000kcal 기준이므로 개인의 필요 열량에 따라 다를 수 있습니다.

정답 및 해설

20일차

146P. 열량 소모량(수행기능)

[정답] 줄넘기/ 30분/ 228

정답 갯수	배점	비고
3개	5점	
2개	3점	
1개	1점	

평가표

훈련기간 : 20   년   월   일 ~ 20   년   월   일

학습자 번호 :   학습자명 :

No.	기억력	시공간능력	계산능력	언어능력	주의력	수행기능
1						
2						
3						
4						
5						
7						
8						
9						
11						
12						
13						
14						
15						
17						
18						
20						

[배점 시 유의사항]

1. 0점~5점을 배점합니다.(6점 척도 사용)
2. 각 배점에서 도움의 횟수가 3회 이상일 경우 1점씩 감점하여 기입합니다.

20   년   월   일

소 속 :
지도사 :   (인)